히말라야 전통의 치유법

싱잉볼 힐링

How to Heal with Singing Bowls

다양한 힐링 테크닉이 추가된 개정판

싱잉볼 힐링

How to Heal with Singing Bowls

다양한 힐링 테크닉이 추가된 개정판

슈렌 쉬레스타 지음　천시아 옮김

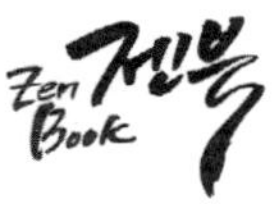

나의 아버지와 어머니,
그리고 나의 삶을 긍정적으로 이끌어주어 이 책이 나오게 도와준
슈리아 바하듀르 쉬레스타와
꿈 속에서 영감을 준 샤한다 쉬레스타에게 이 책을 바칩니다.

Contents

| 역자 서문 |

'모든 것의 본질은 진동이다.'

현대 양자물리학에서는 모든 입자는 고정되어 있지 않으며, 에너지의 형태. 즉, 파동이라는 사실을 밝혀냈습니다. 존재하는 모든 것들은 사실 미세하게 진동하고 있다는 것입니다. 이는 거시적인 우리의 관점에서 보자면 얼토당토않은 이야기일 수도 있지만, 많은 과학적인 실험에 의해 조금씩 밝혀지고 있습니다.

진동의 주요한 특징 중 하나는 '동조'라는 개념입니다. 진동의 동조 개념을 설명하기에 가장 좋은 예로, 반딧불이의 깜박임이 있습니다. 어느 여름날 밤, 숲을 거닐다 보면 깜깜한 어둠 사이로 반짝거리는 불빛을 내뿜는 반딧불을 만나게 될 것입니다. 반딧불은 떼로 지어 다니기 때문에 아마 여기저기에서 반짝거리는 불빛을 보게 될 것이죠. 하지만 얼마 안 가서 그 불빛들의 깜박임은 하나의 질서를 가지며 동시에 깜박이게 될 것입니다. 반딧불이 다 함께 동시에 깜박이자고 약속이라도 한 것일까요?

아니요. 자연은 여러 개의 비슷한 진동이 있을 때 그 차이를 고집하는 것보다는 함께 보조를 맞추어 같이 진동하는 것이 훨씬 더 경제적이라는 것을 알고 있기 때문입니다. 그리고 그 진동들은 자기 스스로 균형을 맞추기 위해 자연스럽게 동조되기 시작하는 것입니다. 비슷한 진동끼리는 각각의 균형치로 동조됩니다. 우리가 있는 환경이 중요한 이유는 환경에서 나오는 다양한 진동 값이 우리 몸의 고유한 진동들을 동조하기 때문입니다. 하지만 아쉽게도 우리는 너무나도 유해한 진동들에 둘러싸여 살아가고 있습니다. 각종 전기제품에서 나오는 전자파와 자동차의 경적과 매연들, 스트레스가 가득한 도시에서는 그것들의 고유한 진동들로 가득하게 됩니다. 우리는 자연스럽게 도시에 살고 있음으로써, 그 진동들에 동조되면서 생체 리듬이 망가지게 되며, 여러 질병이 나타나게 되는 것입니다.

마치 사형 선고를 받은 듯한 암 환자들이 자연 속으로 요양하러 들어간 후 병이 낫는 가장 큰 이유는 자연 속에서 좋은 에너지들을 많이 받아 왔기 때문일 것입니다. 만약 불균형해진 몸의 진동을 다시 정상적인 진동으로 바꿔줄 수만 있다면 우리의 몸은 원래의 건강을 되찾을 것입니다. 오늘날 많은 의학계에서는 이러한 진동의 개념을 도입해 여러 가지 치유를 시도하고 있습니다.

싱잉볼의 진동은 부드럽게 우리의 세포 곳곳으로 전해지며 미세한 세포들은 싱잉볼이 가지고 있는 균형 잡힌 진동으로 동조시킵니다. 싱잉볼이 치유의 현장에서 많은 변화를 일으킬 수 있다는 것은 놀라운 발견입니다. 이렇게 눈에 보이지 않는 진동들이 실제로 작용하고 있다는 증거이기도 하니까요.

제가 처음 싱잉볼을 만난 것은 2004년 네팔 여행 중이었을 때였습니다. 포카라의 골동품 가게 앞에는 이상하게 생긴 밥그릇들이 즐비했고, 상점 주인은 그것이 싱잉볼(Singing Bowl)이라며 막대를 돌려 신비로운 소리를 내는 것을 내게 선보였습니다. "노래하는 주발"이라고도 불리는 이 그릇은 그때만 해도 관광객들에게 신비한 네팔의 민속 골동품으로 팔려나가고 있었습니다.

하지만 오늘날엔, 그것이 단순한 관광상품이 아닌, 치유를 위한 하나의 도구로 사용되고 있습니다. 사람들은 그 단순한 소리에 관심을 기울이는 것이 아닌, 싱잉볼이 만들어내는 진동에 더 열광하고 있습니다. 싱잉볼이 가진 놀라운 치유 효과에 대해 전 세계의 다양한 학문 분야에서 연구 중이며, 이 간단하면서도 단순한 도구에 관심을 두고 있습니다. 저는 싱잉볼을 국내에 소개하면서 더욱 다양한 싱잉볼들을 접하게 되었고, 그것들은 각각의 특별한 진동들을 가지고 있다는 것을 알게 되었습니다. 그리고 그것들은 우리 몸에 각기 다르게 영향을 미치고 있었습니다. 각 음계가 우리 몸의 차크라에 영향을 미친다는 것은 고대의 차크라 시스템에서도 이야기되어 왔습니다만, 직접적으로 각 차크라 통로에 진동을 넣어 줄 수 있다는 것은 의학적 큰 혁명과도 같을 것입니다.

저는 이 책을 번역하면서 각각의 싱잉볼이 가진 음의 특성에 대해 이해하게 되었고, 이 음계의 차이들이 놀라운 치유 효과를 일으킬 수 있음을 확신하게 되었습니다. 저는 지금도 여전히 이 신비로운 도구에 대해 연구 중이며, 다양한 접근 방법으로 이것은 활용될 수 있다고 생각합니다. 앞으로도 국내에서 이 싱잉볼의 진동에 대한 더 많은 연구와 임상이 많아지기를 기대합니다.

2013년 7월 1일
천시아

　최근에 저는 정말 운 좋게 이 책의 저자인 슈렌 쉬레스타(Suren Shrestha) 선생님의 싱잉볼 사용 방법에 대한 주말 강좌에 참석했었습니다. 먼저 저는 소아 심장학자로, 심장질환을 겪고 있는 아이들을 치료하는 일을 하고 있습니다. 소아 심장학이란 분야는 매우 기술적인 전문 분야에 가까운 분야입니다. 이런 분야에 대한 저의 수련은 서양 과학적이고 선형적 좌뇌 중심적 경험과 사고들을 바탕으로 이루어집니다. 이런 저에게 만약 10년 전, 누군가 '당신은 대체의학을 이용할 것이며, 대체의학에 대해 글을 쓰고, 대체의학을 진흥시키는 것을 받아들이게 될 것입니다.'라고 말했었다면, 저는 아마 그 사람들에게 '당신들은 미쳤소.'라고 외쳤겠지요. 하지만 지금의 저는 그렇게 되어 있습니다.

　제게 그런 변화가 일어난 것은 약 10년 전쯤이었습니다. 약 18년간의 의료 활동을 통해 서양 의술의 장점을 경험했지만, 한편으로는 그 단점을 점차 인식해 가고 있었습니다. 선천적 심장질환으로 수술을 받은 환자들은 중환자실에서 머물면서 장기적으로 추적 치료를 받게 되는데, 그런 환자들에게서는 보통, 또 다른 문제들이 생겨나는 것입니다. 이러한 문제들은 그들이 그 병을 가지고 있으면서 하는 경험들 때문에 생겨나기도 하고, 그 질병을 치료하는 과정에서 생겨나기도 합니다. 예를 들면, 선천성 심장병을 앓는 아기들은 보통 역류성 식도염(위)이 생깁니다. 빨거나 삼키기가 잘되지 않는 구강 방어(입을 사용하거나 특정 음식의 질감을 싫어함)도 흔히 볼 수 있습니다. 그보다 나이가 많은 환자들은 수면장애, 공포증 혹은 산만함과 같은 부작용들이 생겨납니다. 두통, 흉통, 가슴의 두근거림과 어지러움 등과 같이 실제 심혈관의 이상은 없지만, 물리적인 증상들이 흔히 나타나기도 합니다. 몇몇 환자들은 긴장 과다 혹은 과호흡으로 인한 공황과 그와 유사 증상들을 보이기도 합니다. 최근에 어떤 환자들은 외상 후 스트레스 장애까지 진단받기도 했습니다. 이러한 문제들은 정확하게 성질을 규명하기 어렵고, 치료하기도 매우 어렵습니다.

이런 문제들을 직면한 심장의학자는 보통 그 증상이 정말 유기체의 심혈관 이상 때문인지 아닌지를 먼저 판단하게 됩니다. 아주 가끔은 심혈관 이상 때문이 아닌 경우도 있기 때문에, 그런 경우에는 환자들을 응급실과 같은 1차 진료소로 보냅니다. 그리고 거기서 다시 위 전문의, 폐 전문의, 신경 전문의 혹은 정신과 전문의에게 보내게 됩니다. 그러나 대부분은 실제로 환자들은 끝끝내 적절한 치료를 받지 못합니다. 환자들은 시간이 흐르면서 더 나은 대처 기제를 갖게 되지만, 그 문제 자체는 지속되는 편입니다. 이런 경우들이 점점 더 많아지는 것과 그들에게 정작 어떤 도움도 줄 수 없다는 사실이 저를 매우 좌절하게 했었습니다. 시간이 지남에 따라 저는 이러한 부작용들로 인해 점점 더 힘들어졌습니다.

제가 처음 두개천골요법(Cranio Sacral Therapy)을 알게 된 지도 10년이 조금 더 되었습니다. 줄여서 CST로 부르는 이 요법은 부드러우면서도 전반적으로 많은 것을 제어할 수 있는 치료술입니다. CST는 우리 몸속의 일반적인 자가 수정력으로 고칠 수 없었던 장애를 근원적으로 제거하기 위해 매우 온화한 기술을 사용합니다. 기술적이고 강력한 이 기술은, 직관적인 처방 및 치료 방법을 포함하고 있습니다. CST에서는 한 개인의 전체를 몸과 마음, 영혼이 한곳에서 만날 수밖에 없게 만드는 곳으로 보며, 하나의 연속체로서 인지합니다. CST는 제가 앞서 말했던, 대부분 환자에게 있는 그런 문제들을 제거할 수 있습니다. 온순한 방법을 사용하면서 부작용도 없이 이러한 과정을 해냅니다. 비싼 장비나 장기간 사 먹어야 하는 약도 없다는 점에서 경제적이기도 합니다.

CST에 익숙해지면서 나에게는 많은 문들이 열렸습니다. CST는 다른 대체 의술들과도 광범위하게 연결되어 있었기 때문입니다. 소리와 음악 치료 기법도 이들에 포함되는 것입니다. 싱잉볼이 이 치료 기법에 딱 알맞은 예입니다. 저는 소리 치료 요법의 전문가는 아니지만, 연습하면서 어느 정도 감을 잡았습니다.

만물은 에너지입니다. 이 에너지가 어떻게 움직이고 우리가 그것을 무엇이라 부르냐는 것은 진동의 비율과 우리가 그 에너지를 어디서 찾았는지에 따라 달라집니다. 모든 만물은 진동하고 있습니다. 그리고 모든 에너지 속에는 진동이 있습니다. 이 진동은 매우 큰 에너지를 가진 초고주파일지도 모릅니다. 어쩌면 이 진동은 약한 에너지를 가진 저주파일지도 모릅니다. 여기까지는 여러분도 익히 알고 계신 것일 것입니다.

엔트로피라는 단어는 무질서한 정도를 나타냅니다. 그 단어는 무질서해진 에너지를 가리키기도 합니다. 지구적 관점에서 보면, 모든 것들은 무질서를 향해 가는 경향이 있습니다. 다시 말해 우주가 무질서를 향해 가는 경향이 있으며, 이는 우주가 엔트로피를 증가시키고 있다고 바꿔 말할 수가 있습니다. 그러나 좁혀서 생각해 보면, 만물은 에너지 평형상태 혹은 더 질서정연한 상태로 나아가고 있다고 말할 수 있습니다. 에너지를 사용하면서 우리는 국부적으로 엔트로피를 감소시키거나 질서 정도를 증가시킬 수 있는 것입니다. 우리 신체도 무질서가 아니라 질서를 향하고 있습니다. 외상이나 질병은 엔트로피가 증가하거나 조금은 무질서해진 것으로 보일지도 모릅니다. 그래서 그 엔트로피를 감소시키고 더 질서정연하게 만들기 위해서 보다 조화로운 자연 에너지를 약간 흡수하는 것입니다. 레이키(Reiki), CST, 소리 치료 요법과 다른 치료 요법들은 어떤 사람이 신체 무질서 정도를 낮추기 위해 다른 사람을 돕고 있는 것처럼 보일 수 있습니다. 조화롭고, 조직화하려고 하는 힘을 더해 주는 것은 그런 과정에 도움이 됩니다. 소리는 에너지입니다. 소리는 진동입니다. 제가 아는 소리 중 가장 조화로우며 아름답고 효과적인 소리의 대부분은 싱잉볼이 만들어낸 소리입니다.

슈렌 선생님과 함께한 주말 강좌 동안, 저는 싱잉볼들로 치료할 수도, 치료받을 수도 있었습니다. 매트를 깔고 누워, 다양한 싱잉볼의 음에 둘러싸여 있으면서, 저는 굉장히 평화롭고, 긴장이 풀어지며, 깊이 명상하며 만족스러운 느낌을 느꼈습니다. 제게 치료는 항상 너무 짧게 느껴졌습니다. 몸에 직접적으로 싱잉볼을 갖다 대자, 소리와 진동이 저를 통과해서 가는 것을 느낄 수 있었습니다. 긴장감과 몸속의 여러 저항은 그와 관련된 아픔이나 불안감들과 함께 그냥 녹아내렸습니다. 우리는 싱잉볼을 사용해서 환자 전인(全人)을 치료하는 많은 방법과 개별적으로 싱잉볼을 신체의 특정 부위에 집중해서 사용하는 법을 배웠습니다. 슈렌 선생님은 친절하시고, 영리하며, 가르치는 데에 재능이 있는 영적인 스승이셨습니다.

명상과 소리 요법이 해부학과 생리학적 측면에서도 실측할 수 있고 증명할 수 있는 긍정적인 효과를 낼 수 있다는 논문뿐만 아니라 이와 관련된 경험을 한 사람들이 점점 늘어나고 있습니다. 소리는 강력한 명상 보조 도구인 것 같았습니다. 물론 저는 그러한 생각들을 받아들인 최초이자 유일한 서양식 외과의사이기도 합니다. 위와 같은 생각에 대해 미첼 게이너(Mitchell Gaynor)박사님은 훌륭한 연구자이십니다. 게이너 박사님은 Weill-Cornell 의과 대학에서 임상 교수로 계시고, 뉴욕에 있는 게이너 통합 암 센터의 설립자이기도 합니다. 그는 '사운드힐링파워(젠북, 2015)'의 저자이기도 합니다. 게이너 박사님은 싱잉볼 소리를 들으면서 만트라를 외우도록 하자, 다양한 형태의 암을 앓는 환자들의 치료가 눈에 띄게 개선되었다는 성공 사례를 우리에게 말해주고 있습니다.

저는 CST를 사용하기 시작했을 때, 우선 저의 일반적인 의료에 보조적인 부분부터 사용했습니다. 그렇게 경험이 쌓여가고, 수련을 진행하면서, CST는 점점 더 유용해졌습니다. 지금의 저는 CST를 저의 환자들에게 나타나는 문제들에 대한 우선적인 의료테크닉으로 사용합니다. 물론, 환자들이 항상 선택권을 가지고 있습니다. 온화한 기법으로, 부작용 없이 손수 치료하는 기법과 알약을 먹는 것 사이에서 선택해야 할 때, 대부분 환자는 CST를 선택하게 됩니다. 이런 경우들처럼 CST는 훨씬 더 효과적입니다.

저의 의료 현장에 있어서 우선 CST의 보조적인 요소로써 싱잉볼을 사용할 계획을 가지고 있습니다. 그러나 슈렌 선생님과 싱잉볼에 대한 책은 그들이 무엇을 할 수 있는지 점점 더 많이 저에게 알려줄 것이라고 확신합니다. 또한 언젠가 싱잉볼은 저의 환자들을 전인(全人) 치료하는 데 있어서 중요한 역할을 맡게 될 것이라고 확신합니다.

저는 이 책에서 슈렌 선생님께서 우리에게 선생님의 지식을 나눠주고 있어서 기쁩니다. 당신이 이 책을 읽을 때, 당신은 매우 중요하고 유용한 것을 배우고 있으며 그 분야의 최고 전문가로부터 직접 배우고 있다는 것을 아셔야 합니다.

- 엔드류 D. 프리여, M.D., F.A.A.P

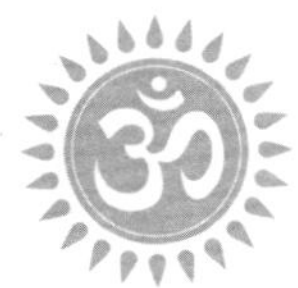

소리와 진동 치유란 무엇인가?

모든 사람은 각자의 건강과 안녕을 나타내는 고유한 진동을 가지고 있습니다. 여러분은 이 진동을 우리의 정신, 감정, 그리고 미묘한 에너지체뿐만 아니라 물리적인 신체를 가지고 살아가는 과정에서 생기는 자연스러운 결과물이라고 생각할지도 모릅니다. 사용하던 악기의 음이 맞지 않으면 조율이 필요하듯, 우리 몸도 진동의 조화가 깨져 불균형이 올 수 있고, 이러한 불균형은 신체적, 정신적 문제로 이어져 질병을 유발할 수도 있습니다. 스트레스나 부정적인 생각 또한, 우리 몸의 건강한 에너지장의 흐름을 원활하게 흐리지 못하도록 방해합니다. 이는 곧 육체적 질병으로 드러날 수 있습니다.

소리와 진동은 몸을 다시 건강하던 모습으로 재조율하기 위해 사용할 수 있으며, 이러한 때에 사용되는 가장 강력한 방법 중 하나가 바로 히말라야 싱잉볼을 사용하는 것입니다. 싱잉볼의 편안하게 공명하는 소리를 통해 깊은 이완이 이루어지면서 진동은 부드럽게 체내로 스며

듭니다. 그리고 세포층에서부터 영향을 받아 에너지 흐름을 회복하고, 깨졌던 진동은 건강한 상태로 돌아가게 할 수 있습니다. 싱잉볼의 소리는 우리의 에너지 주파수를 낮은 데에서 높은 데로 전환하여 두려움, 화, 원한과 같은 저주파를 가진 감정을 제거하는 데 도움이 될 수 있습니다. 혹은 저주파에 해당하는 감정을 가질 때면 언제든지 간단히 "Om(옴)" 주문을 외우며 저주파 감정에서 벗어나 에너지를 높일 수 있습니다.

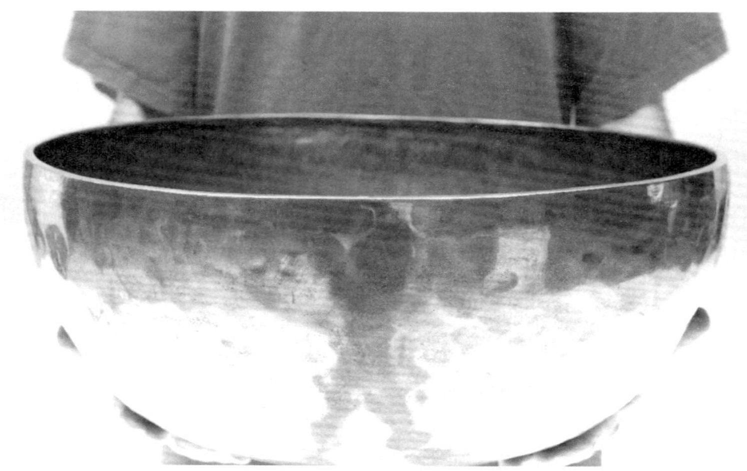

손으로 두들겨서 만들어진 50cm의 싱잉볼

싱잉볼을 두드리는 소리는 우리 몸과 마음을 차분하고 평화로운 느낌을 만들어주어 주로 명상의 보조 도구로 자주 사용하게 됩니다.

양자 의학에서는 식물, 사람, 사물, 우주에 이르기까지의 모든 것들은 고유한 진동으로 이루어져 있으며, 소리가 있는 곳엔 어디에나 진동이 있다는 것을 증명했습니다. 우리가 이 소리에 의도를 가지고 사용한다면 그것은 중요한 치유의 파동으로 변화하게 되며, 몸의 진동 주파수를 높이는 소리 진동으로 활용할 수 있습니다.

부정적인 에너지는 우리의 신체를 병들게 하거나 정신을 우울하게 만들 수 있습니다. 서로 다른 싱잉볼의 부드러운 진동을 만들어내어 당신의 몸과 마음, 영적 건강까지 이르지 못하게 하는 부정적인 에너지를 제거해 줍니다. 싱잉볼의 진동에 의해 부정적인 에너지가 몸 밖으로 흘러나오게 될 때, 당신은 우리를 둘러싼 7개의 행성[1]에서 오는 무한한 에너지를 통해 조화롭고 건강한 삶을 살아가는 데 당신을 허용할 준비가 되어 있다는 것입니다.

소리와 진동을 이용한 힐링은 스트레스를 줄여주고, 집중력을 향상시키며, 혈압을 낮추고, 생명 에너지를 촉진, 면역력 향상, 차크라 에너지장의 조화, 높은 차원의 영감과 인식, 좌우뇌 동조, 부정적인 정신과 감정 제거, 창조력을 높이는 등의 이로움을 제공해 줍니다.

가장 중요한 점은 스트레스가 21세기, 오늘날의 수많은 질병의 근원이며, 이는 신체의 이완을 통해 에너지의 균형과 건강, 정신을 회복할 수 있다는 것입니다. 특히 기도와 싱잉볼을 함께 적용하면, 눈에는 보이지 않는 진동 차원에서 좀 더 이로운 효과를 내게 됩니다. 사람의 몸은 약 70%가 물로 이루어져 있어 싱잉볼을 몸 위에 올려놓고 치면 그 진동은 만다라(패턴)를 몸 위에서 만들며 치유와 이완을 가져다줍니다.

---

1) 태양계에 속해있는 7개의 행성(태양, 달, 목성, 화성, 토성, 수성). 싱잉볼 속에 들어있는 7개의 금속을 상징하기도 합니다.

어떻게 싱잉볼 힐링을 배우게 되었는가?

네팔에서 치유를 위해 싱잉볼을 사용하는 것은 점점 사라져가고 있습니다. 제가 알기로는 오직 카트만두(Katmandu)와 티베트 국경지대의 소수 사람만이 싱잉볼을 치유의 목적으로 사용하고 있습니다. 싱잉볼과 요리에 필요한 금속 합금은 나의 고향인 칸드바리(Khandbari) 근처의 차인푸라(Chainpur)와 보즈푸라(Bhojpour), 그리고 카트만두(Katmandu) 근처에 있는 지역에서 주로 만들어집니다.

주발에 관한 제 개인적인 경험을 이야기하자면, 나는 어렸을 때부터 금속 합금 주발을 요리용 냄비나 밥그릇으로 사용하며 자랐습니다. 그리고 보통 사원에서 가면 다양한 크기의 종, 심지어 매달린 커다란 종을 볼 수 있었습니다. 하지만 네팔인들의 일상생활 속에서 사원이나 불탑, 집 안에 싱잉볼이 있는 것을 보는 것은 매우 흔한 일이 아니었습니다. 제 아버지는 깊은 영적 수행자 가문의 아들이었기 때문에 우리 집에는 이런 싱잉볼이 있을 수 있었습니다. 그렇기 때문에 나는 샤먼이나 수도승, 라마승과 같은 대체의학 힐러들과, 그리고 일반적인 삶을 가르치는 구루나 학자와 같은 영적 스승들과 함께 자라났으며, 이는 나에게 있어 자연스러운 삶의 일부였습니다.

싱잉볼은 소수의 힐러 가정에서만 쉽게 볼 수 있었습니다. 그 중, 키메탕카(Kimathanka)의 위대한 스승인 도르제 팅고(Dorje Tingo)는 전통적인 방법으로 싱잉볼의 진동을 치유 목적으로 사용했던 몇 안되는 힐러 중 한 명입니다. 또 다른 인물은 제 고향 마을에서 도보로 이틀 정도 걸리는 곳에 사는 라마승 제젠(Jejen)입니다.

탕카(Thangka)[2] 그림이 승려나 라마승, 네르와족, 타망족 등 많은 사람들에 의해 널리 제작되는 것처럼, 싱잉볼 역시 많은 사람이 만듭니다. 그러나 오직 소수의 사람만이 치유의 의도를 가지고 성스러운 경을 외우며 정성스럽게 싱잉볼을 제작합니다.

싱잉볼은 여러 나라에서 제작되고 있습니다. 일본에서는 '링 공(Rin gong)'이라는 싱잉볼이 있으며, 이 싱잉볼은 기계로 만드는 머신메이드와 금속 합금을 손으로 두들겨 만든 핸드메이드, 두 방식 모두 만들어지며, 대부분은 선불교(Zen)의 승려들의 명상을 위해 사용됩니다. 아시아에서는 이러한 주발을 가끔 의식을 위한 용도로도 사용하기도 합니다.

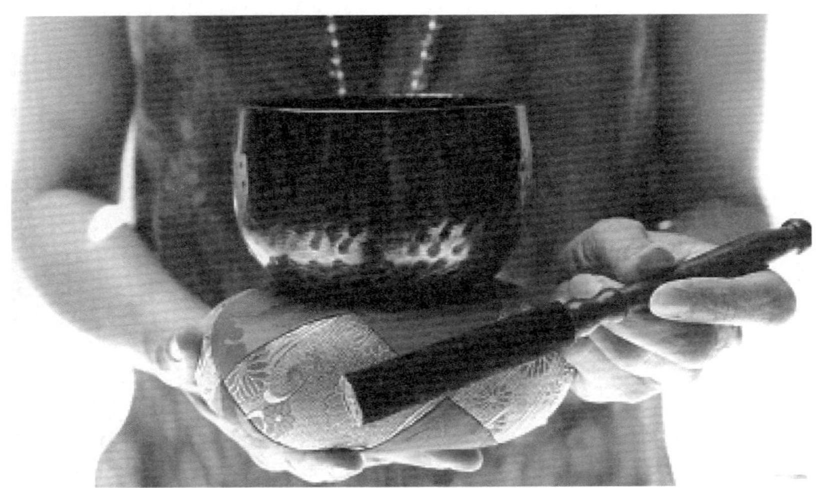

일본의 링공(Rin gong)

---

2) 라마교 사원의 벽이나 본당의 정면에 걸어 승려, 신도들의 일상 예배에 사용하는 탱화.

나는 싱잉볼의 이름에 대해 정확하게 히말라야 싱잉볼이라고 분명히 하고 싶습니다. 이 용어는 서구권에 잘 알려져 있지만, 실제로 싱잉볼이 히말라야, 특히 네팔이나 인도가 원산지입니다. 1959년, 달라이 라마가 망명한 이후로, 많은 티베트의 승려들이 서쪽으로 대거 이주하는 일이 일어났었습니다. 이때 그들이 사용하던 싱잉볼을 가지고 티베트을 나오게 되면서 서양에 싱잉볼이 퍼져나가게 되며 이로인해 사람들이 일반적으로 티벳 싱잉볼이라 부르게 되었습니다. 하지만 본래 싱잉볼은 티베트에서 만든 것이 아닌, 히말라야에서 손으로 두들겨 만든 볼을 의미하기 때문에 언급하는 것입니다.

1994년부터 나는 히말라야 싱잉볼을 이용한 전통적인 치유법에 대해 적극적으로 공부하기 시작했으며, 매년 두 번씩 네팔을 방문하며 스승들과 시간을 보냈습니다. 네팔에서 그들로부터 배운 싱잉볼의 배치, 만트라, 치유 의도의 중요성, 그리고 치유법 등을 이 책에 수록하였습니다. 그중 일부는 티베트과 맞닿아 있는 북쪽 국경 인근의 키마탕카(Kimathanka) 지역에서 배운 것도 있습니다. 어떻게 히말라야 싱잉볼을 활용해 힐링하는가에 대한 지식은 싱잉볼을 만드는 방법만큼이나 오래된 지식입니다. 이러한 지식은 구전으로 전해지거나 같은 카스트[3] 내에서 그들의 지식을 보전하기 위해 다음 세대로 비밀스럽게 전수되는데, 아마도 대부분의 경우가 이렇게 전해져 올 것입니다. 이 책의 대부분은 나의 여러 스승에게서 전수받은 것들로 구성되어 있습니다. 모든 스승의 말에 따르면, 치유의 의도만 있다면 이러한 방법을 어떤 방식과도 어우러질 수 있다고 합니다.

---

3) 인도의 세습적인 계급: Brahman, Kshatriya, Vaisya, Sudre

나는 왜 싱잉볼 힐링을 가르치는가?

나는 네팔에서 자라면서 자연스럽게 아유르베다(인도의 전통 의학) 체계 치유법을 배웠습니다. 왜냐하면 우리는 서양 의학을 많이 접하지 못했으며, 아유르베다가 일상적으로 사용되어 왔기 때문입니다. 또한, 대부분의 마을 사람이 불교와 힌두교의 관습을 따랐기 때문에, 나에게는 어떤 만트라를 외우든, 어떤 신과 여신을 믿든, 어떤 종교적 기념일을 지키든 크게 상관이 없었습니다. 특히 기도는 싱잉볼을 활용한 치유에서 중요한 부분이지만, 특정 종교를 믿어야 할 필요는 없습니다. 여러분이 믿고 있는 자신의 신념이나 존재, 어떤 것이든 상관없이, 자신이 믿고 있는 어떠한 존재를 향해 기도하면 됩니다. 그러면 그곳으로부터 치유의 힘을 이끌어낼 수 있을 것입니다.

어린 시절 미국으로 이주한 후, 나는 이곳에서 고대 동양의 치유법에 큰 흥미를 느끼고 있다는 것을 깨달았습니다. 그래서 다시 네팔에 돌아갔을 때, 나는 이 테크닉들을 공부하기 시작했고, 후에 이를 서양의 사람들에게 가르칠 수 있도록 준비했습니다. 이후에도 나는 많은 사람들이 싱잉볼을 통해 많은 도움을 받는 것들을 직접 목격해 왔습니다.

서양에서는 이러한 치유법에 대한 관심이 높아지고 있는 만큼, 나는 이 전통이 먼 미래까지 지속되기를 바랍니다. 그리고 지금처럼 치유가 모든 사람에게 절실히 필요한 시대에, 내가 만나는 모든 이들에게 내 지식을 나누는 것이 나의 간절한 바람이 되었습니다.

이 책은 누구를 위한 것인가?

여러분이 전문적인 힐러이든, 한 번도 스스로 치유의 능력이 있다고 생각해 본 적이 없든, 언제든지 싱잉볼을 사용하여 스스로나 타인을 도와줄 수 있습니다. 이 책에서는 치유를 받는 사람을 고객으로 묘사했지만, 그렇다고 해서 반드시 당신이 이 책에 나와 있는 모든 테크닉을 사용하는 전문가가 되어야만 하는 것은 아닙니다.

누구든지 치유에 대한 명확한 목적과 싱잉볼을 올바르게 사용하는 방법을 배우려는 의지만 있다면, 누구나 자신과 타인을 치유하고, 깊은 이완의 효과를 만들어낼 수 있을 것입니다.

CD/QR 사용 방법

이 책과 함께 제공되는 오디오 트랙은 CD/QR에서 확인해 볼 수 있습니다. 오디오에는 다음과 같은 트랙이 수록되어 있습니다.

음원 다운

1. 이완 테라피 (Relaxation therapy)
2. 차크라 발란싱 테라피 (Chakra balancing therapy)
3. 소리 명상 (Sound meditation)

첫 번째와 두 번째 트랙은 이 책에서 설명하는 두 가지 테라피에 대한 예시입니다. 오디오 트랙에서 제가 싱잉볼을 치기 전에 이야기하는 안내 음성을 먼저 듣고, 제가 싱잉볼을 칠 때, 동시에 당신의 싱잉볼을 쳐보세요. 세 번째 트랙은 명상에 활용하시기를 바랍니다.

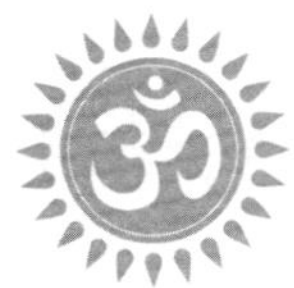

싱잉볼의 역사와 만드는 과정

　전통적인 싱잉볼 제작은 약 2,400년 전, 부처(Buddha)의 시대로 거슬러 올라갑니다. 인도, 네팔, 티베트, 히말라야에서 세대에서 높은 계급의 가문이나 카스트 시스템 내에서 구전을 통해 대대로 전해져 왔습니다. 오늘날, 네팔의 카투만두 계곡에서는 장인들은 이러한 전통적인 싱잉볼 제작 방법을 복원하기 위해 노력하고 있습니다. 현재는 석가족(Shakya Muni)[4]이 여전히 치유용 싱잉볼을 만들며, 그 과정에서 만트라를 외웁니다. 이는 부처의 시대까지 거슬러 올라가는 전통적인 제작 방식입니다.

　전해 내려오는 이야기에 따르면, 불교의 위대한 스승인 파드마삼바바(Padma Sambhava)[5]가 불교를 티베트에 전파한 같은 시기에 인도로부터 티베트로 싱잉볼이 전해졌다고도 합니다. 이에 따라서 티베트 싱잉볼의 역사는 기원후 8세기까지 거슬러 올라갑니다.

---

4)　석가가 나왔기 때문에 알려진 고대 북인도의 부족
5)　티벳베 사자의 서를 저술했으며, 티베트에 탄트라 불교를 소개한 승려

이러한 싱잉볼은 전통적으로 특별한 7가지 금속(금, 은, 철, 수은, 주석, 구리, 납) 합금으로 만들어집니다. 각각의 신성한 금속은 우리 태양계의 7개의 행성과 우리 몸의 7차크라를 상징하기도 하며, 잘 조율된 특정 음의 싱잉볼은 개별 차크라에 영향을 주기도 합니다.

싱잉볼 제작은 이 성스러운 7가지 금속을 녹이며 시작됩니다. 보통 하나의 볼을 만들기 위해 3~4명의 장인이 필요합니다. 한 사람이 뜨거워진 금속을 집게로 잡아 고정하고, 나머지 2~3명은 번갈아 가며 싱잉볼을 두드리며 만트라를 외우며 싱잉볼이 만들어지는 과정에서 치유의 의도를 불어넣습니다. 이러한 치유의 의도를 가지고 작업해야 비로소 진정한 싱잉볼이 완성됩니다. 싱잉볼의 크기는 보통 7~35cm로 다양하지만, 이보다 더 작거나 큰 사이즈도 제작할 수 있습니다.

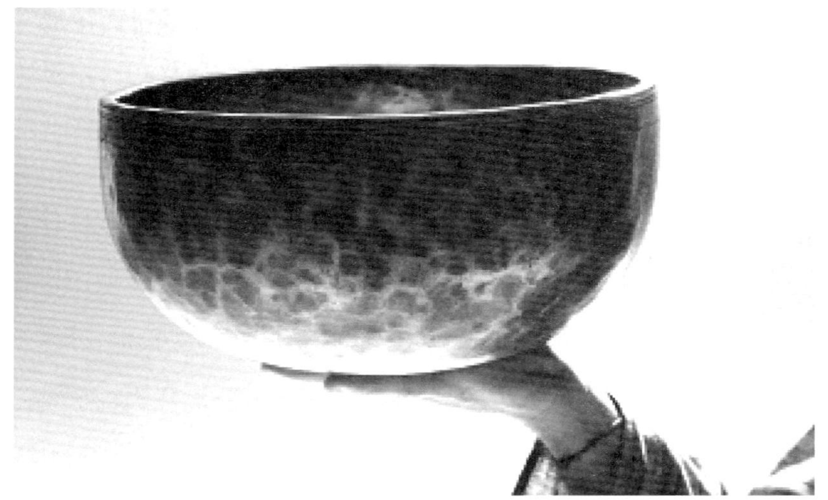

전통적인 핸드메이드 싱잉볼

차크라 시스템

　　차크라는 우리 몸의 에너지 센터로, 척수와 뇌내분비계에서 신경계를 연결하는 중요한 통로이기도 합니다. 이러한 센터들이 조화를 이루면 개인의 삶은 더욱 균형을 이뤄 조화로워지고, 신체적, 정신적, 영적 건강이 영위하게 됩니다. 각각의 차크라는 특정한 소리음과 색, 만트라, 신체 부위 및 다양한 인간의 특질과 연결되어 있습니다. 싱잉볼은 이러한 차크라를 개방하는 데 도움을 줄 수 있지만, 그 과정에는 시간이 필요합니다.

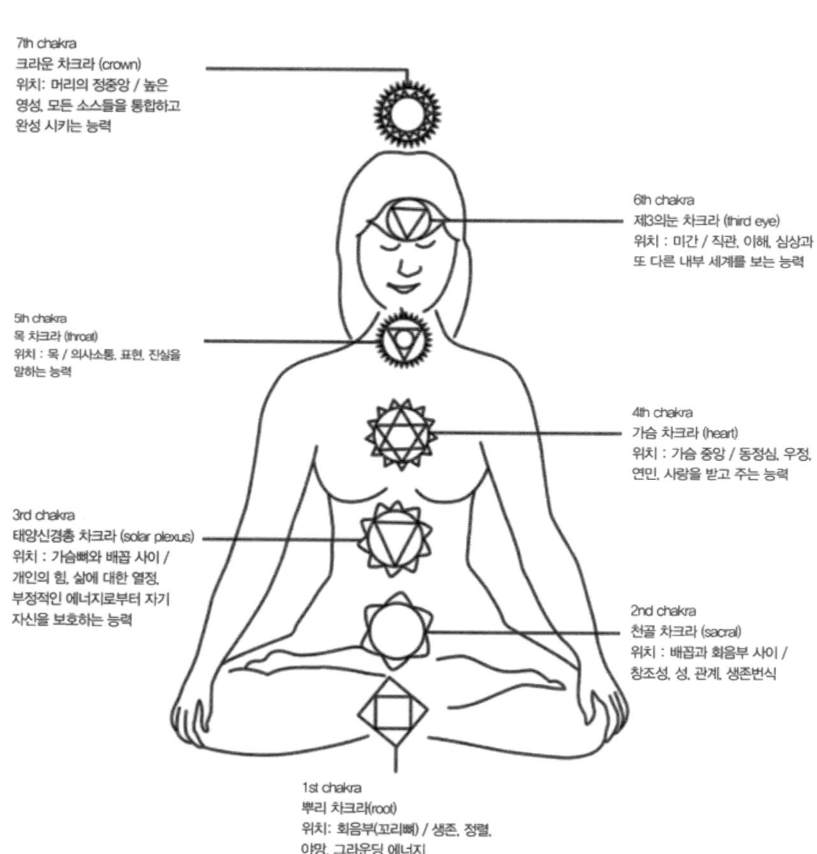

7th chakra
크라운 차크라 (crown)
위치: 머리의 정중앙 / 높은
영성, 모든 소스들을 통합하고
완성 시키는 능력

6th chakra
제3의눈 차크라 (third eye)
위치 : 미간 / 직관, 이해, 심상과
또 다른 내부 세계를 보는 능력

5th chakra
목 차크라 (throat)
위치 : 목 / 의사소통, 표현, 진실을
말하는 능력

4th chakra
가슴 차크라 (heart)
위치 : 가슴 중앙 / 동정심, 우정,
연민, 사랑을 받고 주는 능력

3rd chakra
태양신경총 차크라 (solar plexus)
위치 : 가슴뼈와 배꼽 사이 /
개인의 힘, 삶에 대한 열정,
부정적인 에너지로부터 자기
자신을 보호하는 능력

2nd chakra
천골 차크라 (sacral)
위치 : 배꼽과 회음부 사이 /
창조성, 성, 관계, 생존번식

1st chakra
뿌리 차크라(root)
위치: 회음부(꼬리뼈) / 생존, 정렬,
야망, 그라운딩 에너지

인간 몸의 7차크라

베딕과 히말라야 차크라 시스템

    아래의 표는 베딕 시스템과 히말라야 시스템의 차크라, 음, 행성, 금속별로 정리한 표입니다. 이 두 시스템은 오랫동안 서로 다른 문화권에서 발달해 왔으며, 여러분은 원하는 방식을 선택하여 활용하면 됩니다. 또는 싱잉볼을 사용하면서 강하게 끌리는 공명이 느껴진다면, 이 표를 따르지 않고 직관에 따라 사용하여도 좋습니다. 예를 들어, A 음의 싱잉볼이 여러분의 가슴을 울리는 느낌이 있다면, 그 싱잉볼을 가슴을 치유하는 용도로 사용할 수 있을 것입니다. 만약 하나의 싱잉볼만 가지고 있다면 몸 위, 어느 부위에나 올려놓고 사용할 수도 있을 것입니다. 이 책에서는 제가 배워온 히말라야 시스템을 기반으로 한 치유 방법을 소개하고 있습니다.

[Vedic system (베딕 시스템)]

차크라	베딕 음정	행성	금속
7th - 왕관	B	목성	주석
6th - 제3의 눈	A	토성	납
5th - 목	G	수성	수은
4th - 가슴	F	태양	금
3th - 태양신경총	E	화성	철
2nd - 천골	D	금성	구리
1^{sh} - 뿌리	C	달	은

*한국어판에서는 혼동을 줄이기 위해 히말라야 음정을 앞에, 가로 안에 국제적 음기호인 베딕 음정을 표시했습니다. 예) F(C)

아래의 표는 히말라야 시스템으로, 지구에서 행성들을 바라봤을 움직이는 속도를 기준으로 배치하였습니다. 이 배치에 따르면, 달이 가장 빠르고 토성이 가장 느리며, 태양은 중간에 위치합니다. 이 시스템은 고대의 점성가나 연금술사들이 사용했던 방식으로, 당시에는 발견되지 않았던 천왕성, 해왕성, 그리고 명왕성은 포함되어 있지 않습니다.

[Himalayas system (히말라야 시스템)]

차크라	히말라야 음정	행성	금속
7th - 왕관	B	달	은
6th - 제3의 눈	E	수성	수은
5th - 목	A	금성	구리
4th - 가슴	D	태양	금
3th - 태양신경총	G	화성	철
2nd - 천골	C	목성	주석
1st - 뿌리	F	토성	납

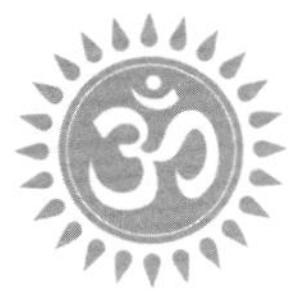

5음계

5음계의 음정 간의 소리는 편안하고, 진정되며, 마음을 위로하며, 소리에 집중하게 만듭니다. 고대부터 히말라야 싱잉볼 힐링을 가르쳐 온 스승들은 자신의 싱잉볼을 5음계로 구성하고, 이 다섯 음이 완전한 조화를 이루도록 간격을 두어 싱잉볼을 쳤습니다. 이는 이 소리가 듣기에 아름답게 느껴질 뿐만 아니라, 5음계의 진동은 특히 가슴 차크라의 균형을 맞추는 데 효과적이기 때문입니다. 5음계로 이루어진 싱잉볼을 세팅하기 위해서, 여러분은 단순하게 뿌리 차크라인 C음부터 시작할 수 있습니다. 그다음, 각 차크라에 맞는 5개의 음정을 선택해 보세요.

간격	싱잉볼 톤	차크라
（없음）	F(C)	뿌리 차크라
C E G B D	C(D)	천골 차크라
D F A C E	G(E)	태양신경총 차크라
E G B D F	D(F)	가슴 차크라
F A C E G	A(G)	목 차크라
G B D F A	E(A)	제3의 눈 차크라
A C E G B	B(B)	왕관 차크라

히말라야의 오래된 싱잉볼은 현대의 음조율[6]이 세계 음악에 도입되기 전에 제작되었습니다. 이러한 오래된 싱잉볼은 종종 신비롭고 풍부한 다음(多音)을 가지고 있습니다. 반면, 지난 40여 년 동안 네팔에서 만들어지고 있는 싱잉볼은 오래된 싱잉볼보다 훨씬 간편하게 전자 조율기를 사용해 쉽게 조율되는 경우가 많습니다.

다음은 아리조나주의 하모닉 사이언스(Harmonic Science) 연구소 소장인 헤롤드 그렌드스텝 모스(Harold Grandstaff Moses) 박사는 조화 진동 이론(harmonic vibrational theory)분야의 연구자로서 이 5음계에 대해 다음과 같이 말했습니다.

"우리는 감정과 기분에 영향을 미치고, 치유를 촉진하며, 스트레스를 줄이고, 긴장을 완화하며, 영적으로 깨어난 각성 상태를 촉진하는 방법을 연구하기 위해 소리 주파수와 화음, 조 진행, 박자, 색상, 조명, 그리고 시각적 형상들을 가지고 수많은 실

---

6) 동양에서는 5도음을 기본으로 하지만 서양에서는 7도음을 기본으로 한다. (CDEFGAB)

험을 진행해 왔습니다. 우리의 연구에 따르면 음악에서 완전한 5도 음계(수학적인 비율로는 3:2)의 관계와 그로 인해 발생하는 배음은 듣는 사람의 의식 상태를 바꿔주면서, 부교감신경계에 긍정적인 영향을 미칠 수 있다는 것을 알아냈습니다.

나는 완전한 5도 음을 기반으로 한 차크라 시스템의 접근하는 방식에 깊은 흥미를 느끼고 있으며, 모든 사운드 작업자가 이러한 조율 체계로 실험해 보는 것을 권장합니다. 확실히, 화음을 치유에 사용하는 방식에 대한 새로운 발견이 이루어지고 있는 만큼, 기존의 이론을 재평가할 여지는 분명히 있습니다."

어떻게 싱잉볼을 사야 하나?

다양한 종류를 가진 싱잉볼은 크기에 따라 서로 다른 차크라와 연결되며, 서로 다른 음정에 공명합니다. 따라서 원하는 치유 방식에 따라 싱잉볼을 선택해 볼 수 있습니다. 예를 들어, 더 자비로운 마음을 키우고 싶다면 F(C)음의 싱잉볼을 명상 중에 사용하여 가슴 차크라를 여는 데 활용해 볼 수 있으며, 치유를 위한 경우, F음의 싱잉볼을 사용해 가슴 차크라에 영향을 줄 수 있습니다.

싱잉볼을 선택하는 가장 좋은 방법은 다양한 싱잉볼을 직접 연주해 보며 자신에게 끌리는 볼을 선택하는 것입니다. 싱잉볼이 당신에게 말을 걸듯이 느껴지고, 자연스럽게 이 싱잉볼이 필요하다는 확신이 들게 될 것입니다. 그 소리는 매우 부드럽고 편안하며, 안정감을 줄 것입니다. 또한, 싱잉볼을 외형만 보고 선택하지 말고, 직접 소리를 들어보고 나에게 어떤 영향을 일으키는지 느끼는 것도 중요합니다. 특히 싱잉볼을 문지르는 방식과 치는 방식에 따라 다른 소리를 내므로, 두 가지 방법을 모두 시도해 보는 것이 좋습니다. 반드시 싱잉볼을 구매하기 전에 소리를 직접 들어보는 것이 좋습니다.

싱잉볼은 보통 세 가지, 네 가지, 다섯 가지, 일곱 가지, 심지어 아홉 가지 금속으로 만들어지는 경우도 있습니다. 이때 기계로 제작한 싱잉볼은 대부분 일곱 가지 이하의 적은 금속으로 만들어지며, 이런 싱잉볼 대부분은 명상용으로 사용됩니다. 힐링을 목적으로 사용할 때는 일곱 가지 금속으로 제작된 싱잉볼이 가장 완벽합니다.

이 외에 크리스탈 싱잉볼 또한 사용할 수 있지만, 이 책에서는 전통적인 싱잉볼을 다루기 때문에 자세히 언급하지 않겠습니다.

싱잉볼 사이즈

일반적으로 작은 싱잉볼은 명상에, 큰 싱잉볼은 힐링에 주로 사용됩니다. 이는 작은 싱잉볼이 높고 고양된 진동을 가진 반면, 큰 싱잉볼은 더 깊고 강한 진동을 내기 때문입니다. 사람의 몸은 음의 높낮이에 따라 각기 다른 반응을 보이며, 어떤 사람들은 낮은 음역대와 깊은 저음 진동을 가진 대형 싱잉볼의 소리를 더 선호하기도 합니다.

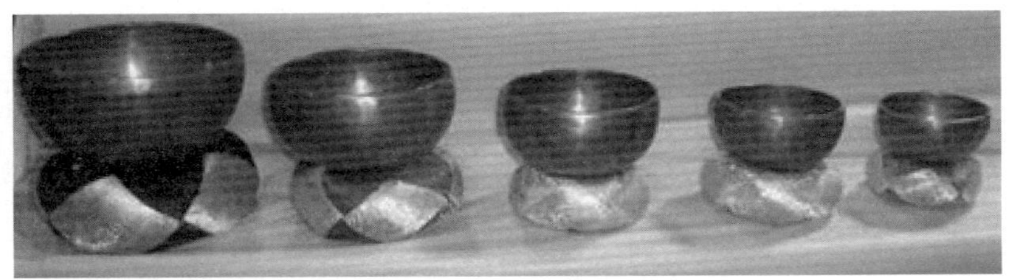

10∼25cm의 싱잉볼

구입하기

　당신은 이제 개인적인 힐링을 위해 첫 번째 싱잉볼을 구매하려고 할지도 모릅니다. 만약 25~35cm의 큰 싱잉볼을 구매한다면, 다양한 목적의 개인적인 힐링 테라피를 위해 사용할 수 있을 것입니다. 또는 7~17cm의 작은 싱잉볼을 구매한다면 명상용으로 사용기에 적합합니다. 좀 더 본격적으로 싱잉볼을 활용하고 싶다면, 최대 4개의 싱잉볼을 준비하는 것이 좋습니다. 일반적인 힐링용 싱잉볼은 최소 200~300달러 정도, 오래된 엔틱 싱잉볼은 최대 2,000달러에 달하기도 합니다. 처음에는 비교적 작고 저렴한 명상용 싱잉볼(약 25달러 정도)을 구입해 시작한 후, 점차 더 큰 싱잉볼로 확장하는 것도 좋습니다. 자신만의 방식으로 사용해 보며 경험을 쌓아보시길 권합니다.

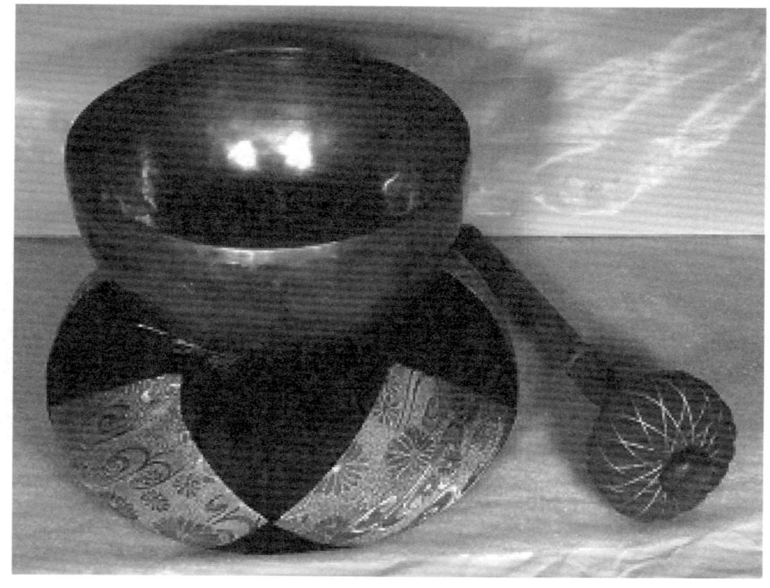

벨벳 해머와 17cm의 핸드메이드로 제작된 싱잉볼

싱잉볼의 베이스음 고르기

싱잉볼을 고를 때는 먼저 펠트나 가죽 스틱으로 연주해 느껴봅니다. 그리고 그 공명음과 음색의 퀄리티를 들어봅니다. 싱잉볼을 다시 친 후, 싱잉볼의 가장자리에서 약 5~7.5cm 떨어진 곳에 놓고 입을 열고 닫아 보세요. 이렇게 하면 쉽게 '와-와-' 하는 진동을 만들어 낼 수 있을 겁니다. 나는 싱잉볼을 고를 때 가죽 또는 나무 스틱을 사용해 볼 측면의 가장자리를 문질러 보며, 그 소리가 부드럽고 일정한지를 확인해 봅니다. 만약 큰 싱잉볼이라면 머리 위에 올려놓고 연주하여 그 소리의 퀄리티를 살펴보기도 합니다. 그러면 하나의 메인 노트가 또렷하게 들릴 것입니다. 만약 싱잉볼은 하나 이상의 다양한 다중 음을 낸다만, 그중에서도 베이스 음이 가장 오래 지속되는 것을 선택하는 것이 좋습니다. 더욱 정확하게 음을 확인하고 싶다면 전자 튜너(Tuner)를 사용해 보세요. 싱잉볼의 정확한 음을 찾는 것에 매우 유용하게 사용될 것입니다.

매우 드문 경우이긴 하지만, 싱잉볼 안에 눈으로는 잘 보이지 않는 금이 가, 파손된 싱잉볼의 소리를 들어볼 수 있습니다. 금 간 싱잉볼은 스틱으로 쳤을 때 공명이 짧거나 뚝 끊어지는 소리, 금속이 깨지는 듯한 소리가 날 것입니다. 가느다란 미세한 금이 있는 경우, 거슬리는 덜그덕거리는 소리나 윙윙거리는 소리가 들릴 수 있습니다. 때로는 싱잉볼에 금이 가 있거나 구멍이 뚫였음에도 싱잉볼의 공명은 유지되기도 합니다. 그러나 손상된 싱잉볼은 어떠한 경우에 든 치유나 명상 목적으로 사용해서는 안됩니다. 대신, 판매자나 상점에 돌려보내, 제조사로 보내 다시 녹여 재사용할 수 있게끔 할 수 있습니다.

싱잉볼 세트 구입하기

7개의 차크라에 맞는 싱잉볼 세트를 구매하려고 생각 중이라면, 가능한 한 번에 구매하는 것이 좋습니다. 그래야 세트로서, 소리를 직접 들어볼 수 있기 때문입니다. 대량으로 싱잉볼을 판매하는 곳에서 구매한다면, 판매자에게 세트를 만들어달라고 요청할 수 있습니다. 이때, 기계로 제작된 머신메이드 제품인지 수작업으로 만든 핸드메이드 제품인지 반드시 확인하는 것이 좋습니다.

싱잉볼 세트의 구매할 때 가장 좋은 방법은 여러 싱잉볼을 직접 들을 수 있는 곳에서 각 싱잉볼의 소리를 동시에 들어보며 원하는 소리를 가진 세트를 직접 만들어내는 것입니다. 바닥에 싱잉볼을 두르고 그 중심에 앉아 미리 골라둔 싱잉볼의 다양한 소리를 들어봅시다. 만약 싱잉볼 매장과 친밀한 관계를 유지하고 있다면, 당신이 사용하기에는 크기가 너무 크거나 작은, 더 이상 사용하지 않는 음을 가진 싱잉볼을 교환하거나 반품할 수 있는 여지가 생기기도 합니다. 특히 싱잉볼을 이용해 꾸준히 작업하다 보면, 싱잉볼에 대한 평가 기준이 달라질 수 있습니다. 매일 소리를 듣다 보면, 음의 높낮이에 대한 감각이 점점 예민해지기 때문입니다. 그래서 사람들은 소유하던 싱잉볼 세트의 구성이나 베이스 음, 싱잉볼의 크기 등을 이유로 싱잉볼을 교환하고 싶어 하기도 합니다.

만약 싱잉볼 세트를 구입했다면, 각 싱잉볼이 가진 명확한 소리를 들어볼 수 있습니다. 당신은 아마도 F(C), G(E), A(G), C(D), D(F)의 음계가 분명한 소리를 가지길 원할 것입니다. 처음 구입한 싱잉볼이 분명한 음계가 아닌 자연스러운 음을 가졌었다면, 다른 싱잉볼들도 같은 자연스러운 음을 가진 싱잉볼을 원할 수 있습니다. 이것은 반드시 지켜야 할 규칙은 아니지만, 알고 있어야 하모닉 관계를 이해하고 조화로운 소리를 내기 위해 고려할 만한 요소입니다. 일부 사람들은 공연용 싱잉볼 세트의 소리는 듣기에 매우 조화로워야 한다고 이야기합니다. 하지만, 치유용 세트에서는 반드시 그럴 필요는 없습니다. 치유용 세트를 고를 때는 누운 상태에서 주변에 싱잉볼 세트를 둘러놓고 소리를 들으며, 진동을 몸으로 느끼는 것이 선택에 도움이 됩니다. 일부 사람들은 싱잉볼 세트를 한 번 구성하고 나면, 나중에 세트의 구성을 나누거나 바꾸지 말고, 유지해야 한다고 이야기합니다. 나는 그 방식에 매우 만족합니다. 싱잉볼을 함께 연주할 때, 더욱 좋은 에너지를 만들어 내기 때문입니다.

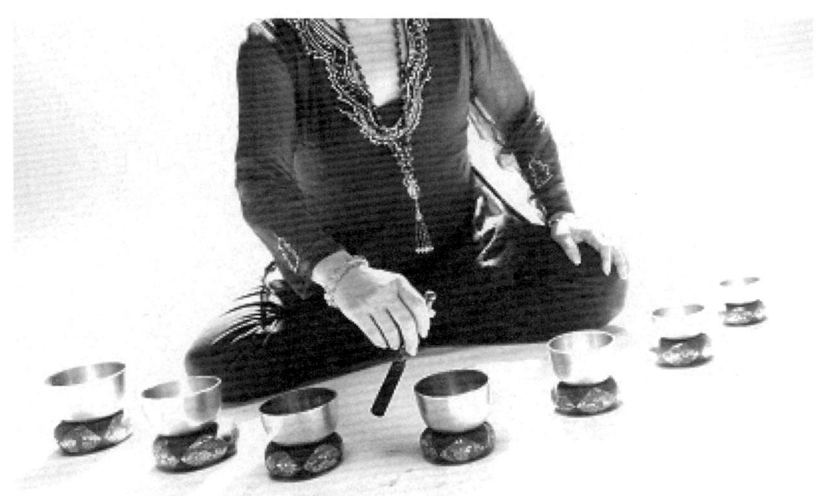

비슷한 사이즈의 차크라 싱잉볼

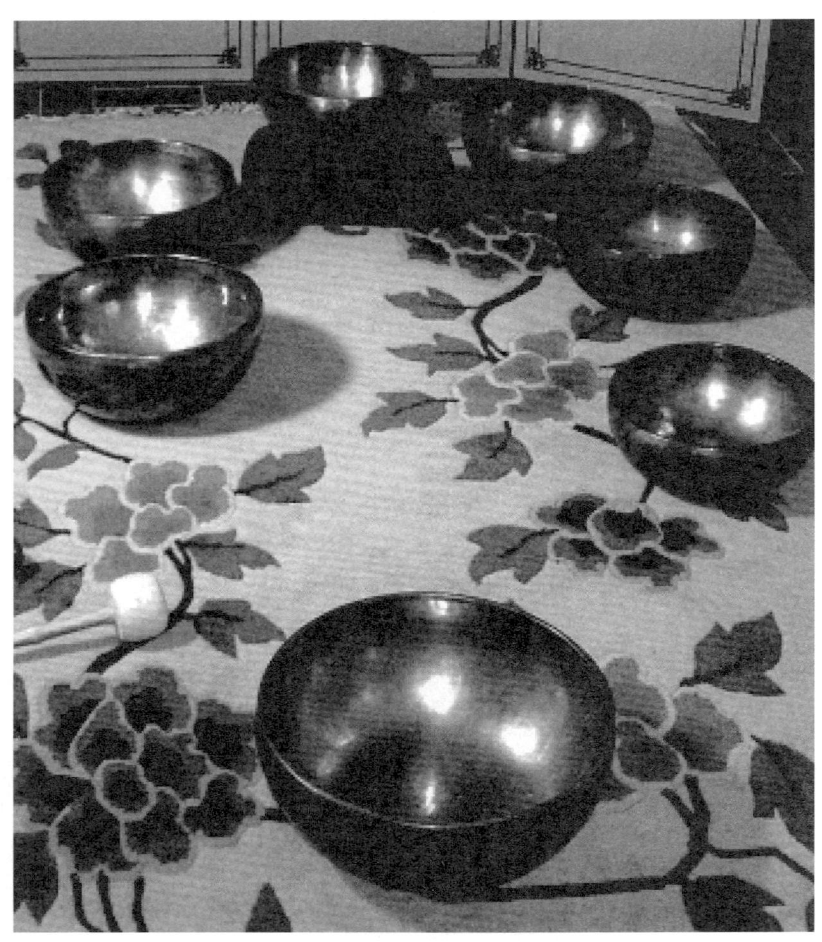

거대한 사이즈의 차크라 싱잉볼

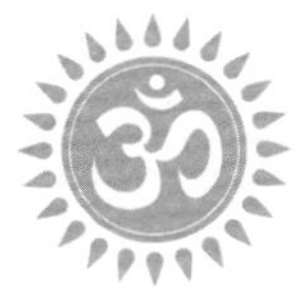

싱잉볼 관리하기

싱잉볼과 친숙해지기 위해 매일 연주하며 싱잉볼과의 관계를 소중히 여기는 것이 좋습니다. 특히 몸 위에 싱잉볼을 올려 사용할 때는, 싱잉볼 안에 따뜻한 물을 넣어 원소의 균형(땅, 공기, 불, 물, 금속)을 맞춰주는 것이 좋습니다.

싱잉볼을 세척할 때는 레몬 반쪽과 따뜻한 물을 사용해 표면을 부드럽게 닦아주세요. 세척 후에는 물기가 남아 있지 않도록 완전히 건조하는 것이 중요합니다. 물기가 남아 있으면 녹이 슬 수 있으니 주의하세요. 황동 광택제는 싱잉볼 표면에 손상을 줄 수 있으므로 절대 사용하지 말아야 합니다.

싱잉볼을 가지고 이동 시에는 싱잉볼이 서로 부딪치지 않도록 신문지나 천 등으로 감싸서 안전하게 운반하는 것이 중요합니다. 작은 싱잉볼을 신문지나 천 등으로 감싸 큰 싱잉볼 안에 넣어 보관하면 훨씬 안전하게 보관할 수 있으며, 슈트케이스나 두꺼운 캔버스 가방에 넣어 운반하는 것이 좋습니다.

싱잉볼 연주하기

싱잉볼은 두드리거나 문지르는 방법으로 연주할 수 있습니다. 두드리는 방식은 더 맑고 깨끗한 명확한 음을 내기 때문에 힐링을 위한 기본적인 방법으로 많이 사용됩니다. 등을 곧게 펴고 의자, 방석, 또는 바닥에 편안하게 앉습니다. 눈은 편안하게 살며시 감아줍니다. 만약 오른손잡이라면 싱잉볼을 왼쪽 손바닥에 올려놓고, 왼손잡이라면 반대로 하여 가슴 높이에 둡니다. 싱잉볼을 받치는 손은 소리에 방해되지 않도록 평평하게 펴고 손가락을 구부려 잡습니다. 이때 싱잉볼의 주위를 감싸지 않도록 주의합니다. 깊게 숨을 들이쉬고 연주가 시작되면 오직 자신의 호흡만을 생각해 보세요. 싱잉볼을 칠 때는 위로 올리는 동작으로 가볍게 칩니다. 단, 싱잉볼을 머리 위에 올려 연주할 때는 아래로 치는 동작을 사용합니다.

문지르기

싱잉볼을 문지를 때는 나무나 가죽으로 싸인 스틱을 사용합니다.

나무 스틱은 높은음의 소리를 만들어내며, 소리를 쉽게 낼 수 있어, 처음 싱잉볼을 연습하는 데에도 사용할 수 있습니다. 가죽으로 싸인 스틱은 조금 더 강하게 눌러야 하지만 잡음이 나지 않는 부드러운 소리를 만들어 냅니다.

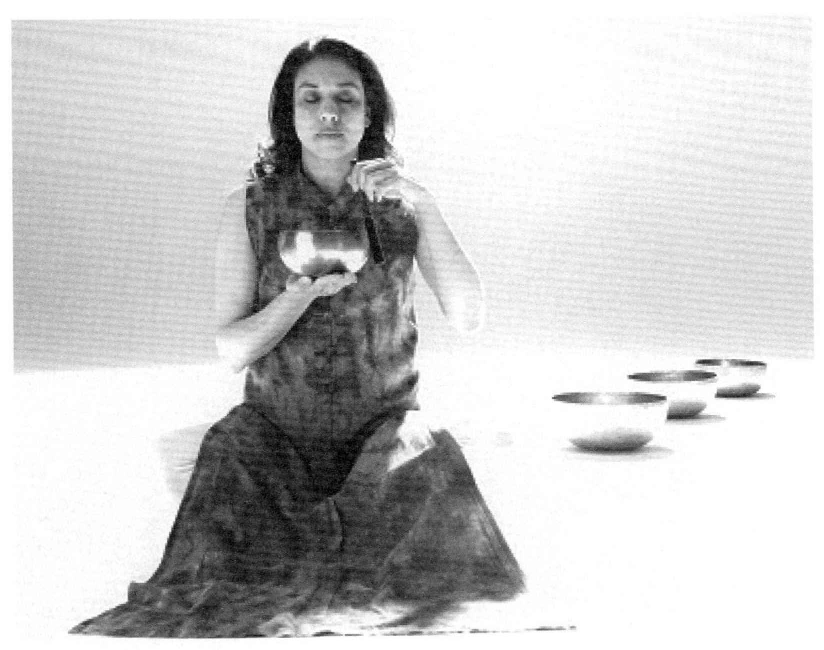

앉아서 싱잉볼을 연주하는 자세

명상을 위한 방법

　손바닥을 펼쳐 싱잉볼을 올려놓은 뒤, 스틱을 천천히 시계방향으로 돌립니다. 만약 싱잉볼이 너무 크거나 무거워 손에 올려놓는 것이 힘들다면 테이블이나 쿠션 위에 올려놓고 사용하는 것도 좋습니다. 전통적으로 명상할 때, 문지르는 것과 두드리는 것을 함께 사용하지 않습니다. 손목을 사용하지 말고, 어깨와 팔꿈치를 사용해 싱잉볼의 윗부분을 스틱으로 계속해서 문질러 주세요. 만약 덜그덕거리는 소리가 나기 시작한다면, 제대로 돌리고 있는 것이 아니니 천천히 속도를 줄여서 문질러 보세요.

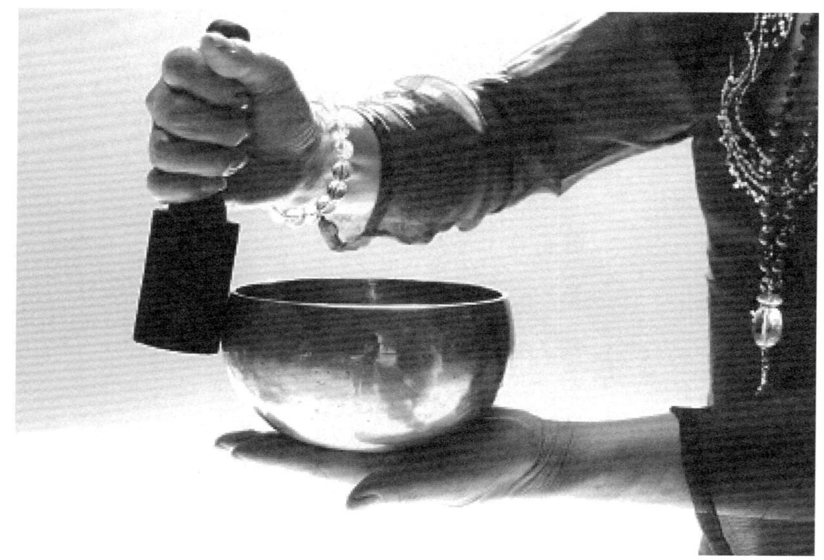

명상을 위한 문지르는 방법

힐링을 위한 방법

싱잉볼의 크기가 7~35cm 정도라면, 몸 위에 올리거나 테이블이나 바닥에 놓고 사용할 수도 있습니다. 싱잉볼을 문지르기 시작할 때, 싱잉볼이 흔들리지 않도록 세 손가락(엄지, 중지, 검지)으로 싱잉볼의 안쪽 중앙을 눌러 잘 고정하세요. 진동을 일으키기 위해 싱잉볼을 살짝 친 후, 스틱을 천천히 돌리면 싱잉볼의 치유의 진동이 서서히 일어나게 될 것입니다.

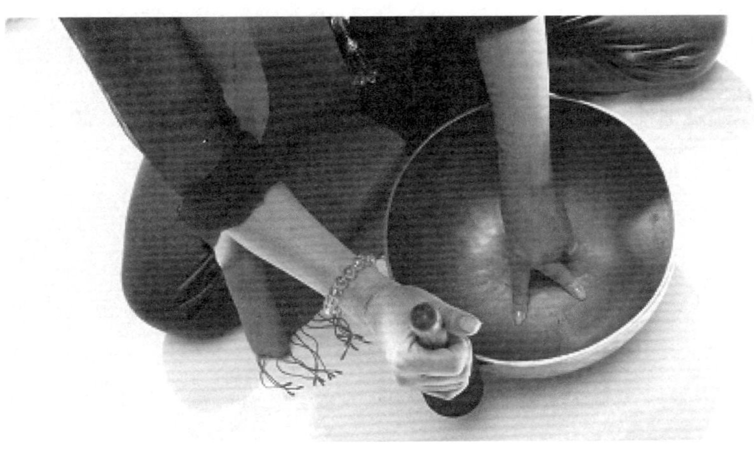

힐링 세션에서 싱잉볼을 문지르는 방법

치기

항상 싱잉볼을 칠 때는 스틱이 위로 올리는 동작으로 쳐야 합니다. 대부분의 사람이 처음 싱잉볼을 연주할 때 자주 범하는 실수가 싱잉볼을 가볍게 톡톡 두드리는 것인데, 이보다는 부드럽고 자연스럽게 위로 올려 치는 것이 좋습니다.

명상을 위한 방법

소리가 부드럽게 날 수 있도록 가죽, 비단, 또는 펠트로 감싸진 스틱을 사용하는 것이 좋습니다.

싱잉볼을 손바닥 위나 쿠션, 바닥 또는 테이블 위에 올려놓고 가볍게 쳤다가, 스틱을 살짝 윗부분으로 올려 마무리합니다. 이때 황금빛처럼 맑고 깊이 울리는 진동음이 만들어질 것입니다. 한 번의 울림에서 나오는 섬세하고 편안한 소리에 천천히 숨을 들이마시고, 점점 사라져가는 소리를 따라 호흡에 집중해 보세요. 명상을 시작할 때는 가볍게 세 번 정도를 울려도 좋습니다. 그리고 고요한 침묵 속에서 천천히 명상 상태에 들어갑니다. 명상이 끝나면, 싱잉볼을 가볍게 한 번 쳐서 명상이 끝났음을 알립니다.

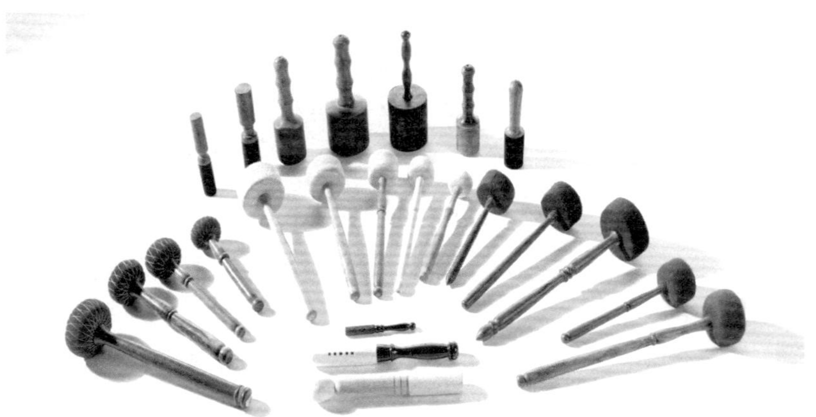

문지르는 스틱과 치기 위한 해머

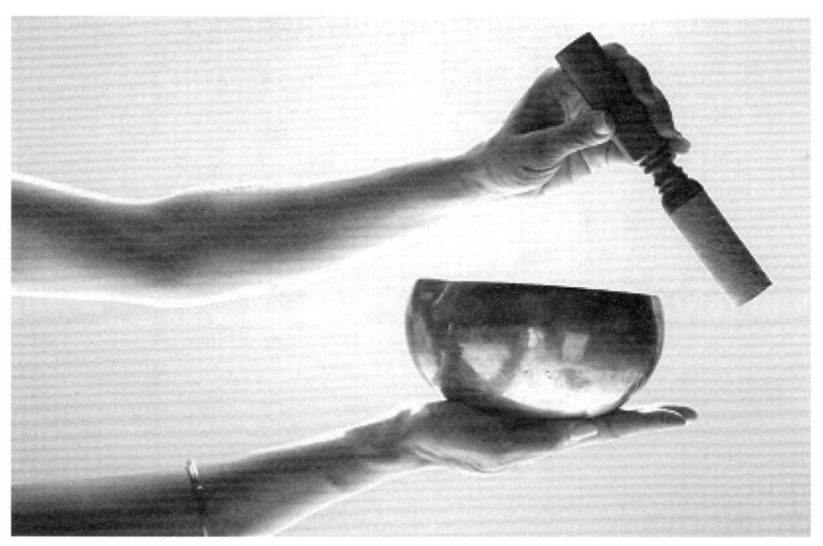

명상을 위한 싱잉볼 두드리기

힐링을 위한 방법

비단이나 가죽으로 감싼 해머를 사용합니다. 당신은 싱잉볼을 몸 위나 바닥, 힐링 테이블 위에 올려 사용할 수 있습니다.

몸 위에 싱잉볼을 놓을 때, 만약 싱잉볼이 작다면 세 손가락(엄지, 검지, 중지)으로 싱잉볼의 안쪽 중앙을 눌러 안정적으로 고정합니다. 바닥이나 테이블 위에 올릴 경우, 싱잉볼이 미끄러지지 않도록 미끄럼 방지 패드를 놓고 그 위에 싱잉볼을 올리는 것이 좋습니다.

30cm 위에서부터 해머를 내리면서 싱잉볼의 가장자리에서부터 아래로 약 2.5cm 떨어진 부분을 칩니다. 때린 후에는 해머를 살짝 위로 움직이며 풍부한 진동음을 만들어줍니다. 안쪽 가장자리를 칠 경우에도 해머를 위로 움직이며 부드럽게 치세요. 진동을 만들어내기 위해

싱잉볼을 다시 부드럽게 한 번 친 후, 스틱을 사용해 천천히 싱잉볼을 문질러 힐링 진동을 증폭시킵니다.

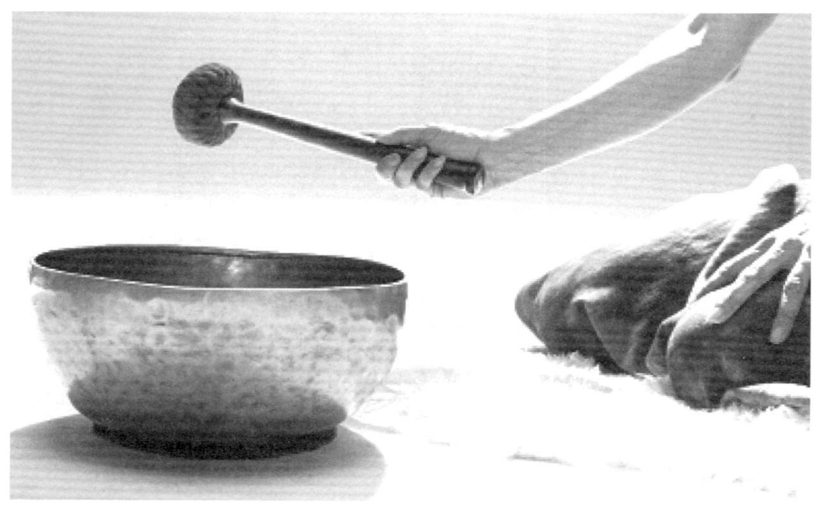

힐링 세션을 위한 해머 휘두르기

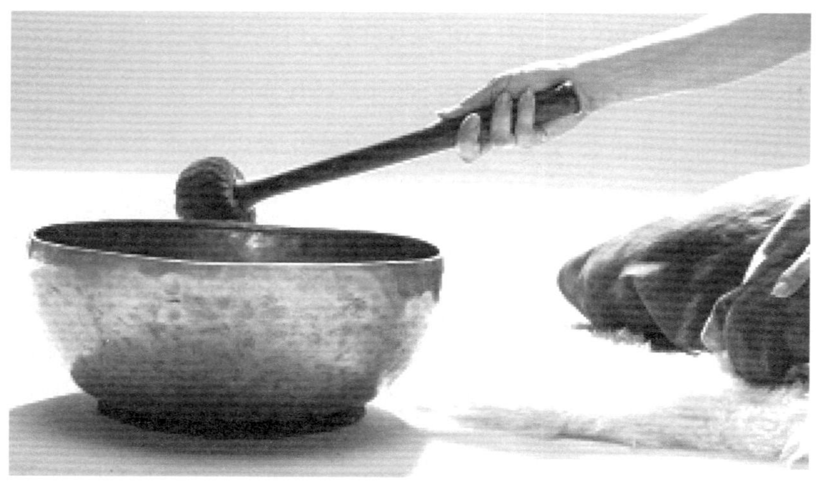

힐링 세션을 위한 해머 두드리기

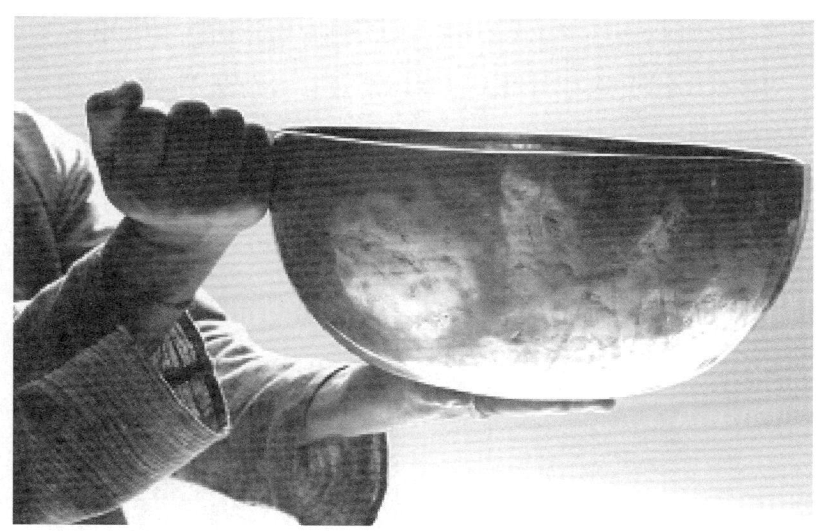

주먹으로 싱잉볼 치기

주먹으로 치기

큰 싱잉볼은 주로 사용하지 않는 손에 올립니다. 다른 반대쪽 손은 주먹을 쥐며, 주먹의 새끼손가락 쪽으로 싱잉볼의 가장자리를 가볍게 쳐서 온화한 소리를 만듭니다. 이 방법은 부드러운 진동이 필요한 치유 세션에 자주 활용됩니다.

띵샤(Tingsha) 사용하기

띵샤는 두 개의 작은 금속으로 만들어진 징이 가죽 끈으로 연결된 악기입니다. 띵샤를 올바르게 치는 방법은 양손으로 각 끈을 금속 가까이 잡고, 한쪽은 타격면이 수평으로, 반대쪽은 타격면이 수직이 되게끔 위치한 다음, 금속끼리 서로 부딪치며 소리를 내는 것입니다.

전통적으로 띵샤는 악기로 사용되었으며, 공간의 부정적인 에너지 정화와 마음을 현재의 순간으로 가져오기 위해 사용되었습니다. 영적으로는 띵샤는 제3의 눈 차크라의 영안을 열어주는 도구로 사용되며, 힐러와 고객 간의 긍정적인 에너지를 나누기 위한 치유의 연결 통로로도 사용됩니다. 또한 차크라의 균형을 잡는 데에도 사용됩니다.

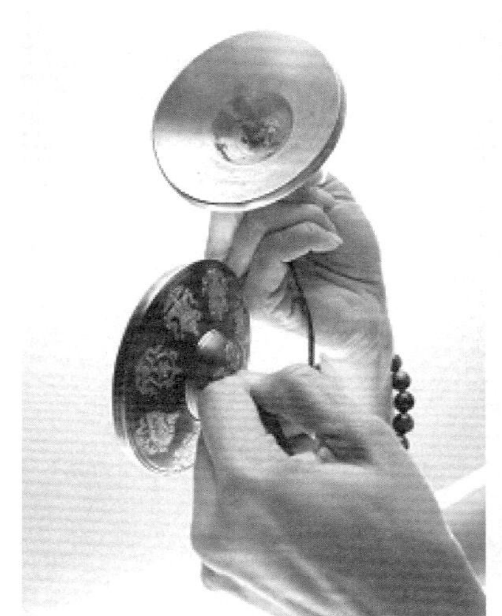

띵샤를 연주하는 모습

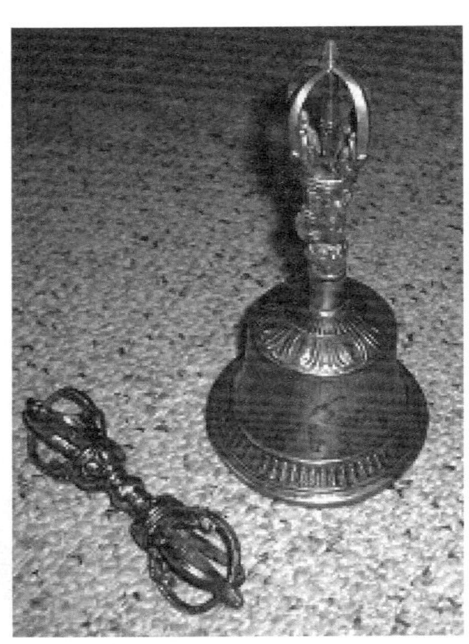

벨과 도르제(금강저)

벨과 도르제

벨은 내가 사원에서 법회 시간에 연주되는 것을 본 유일한 악기입니다. 벨을 울리는 이유는 현재 순간에 깨어있기 위함이며, 나는 벨을 뿌자(기도)와 명상 중에 주로 사용하지만, 다만 치유 세션용으로 사용하지는 않습니다. 벨은 나무 스틱으로 치거나 문질러 소리를 낼 수 있습니다. 도르제는 금속이나 수정으로 만들어지는데, 두 개의 타원형이 가운데의 작은 구슬로 연결된 모양으로 그 사이로 축이 통과된 형태입니다.

도르제(Dorje:금강저)는 티벳어로 벼락을 의미합니다. 때때로는 다이아몬드 홀이라고도 불리우며, 금강과 같은 지혜를 상징하는 성스러운 심볼로 묘사됩니다. 사람들은 이것을 명상 때 사용하는데, 한 손에 도르제를 쥐고, 다른 한 손은 무드라 자세를 잡아 명상에 들어갑니다. 또는 왼손에 벨을 들고 오른손에 도르제를 들어 사용하기도 합니다. 이때 벨은 여성성을, 도르제는 남성성을 상징합니다.

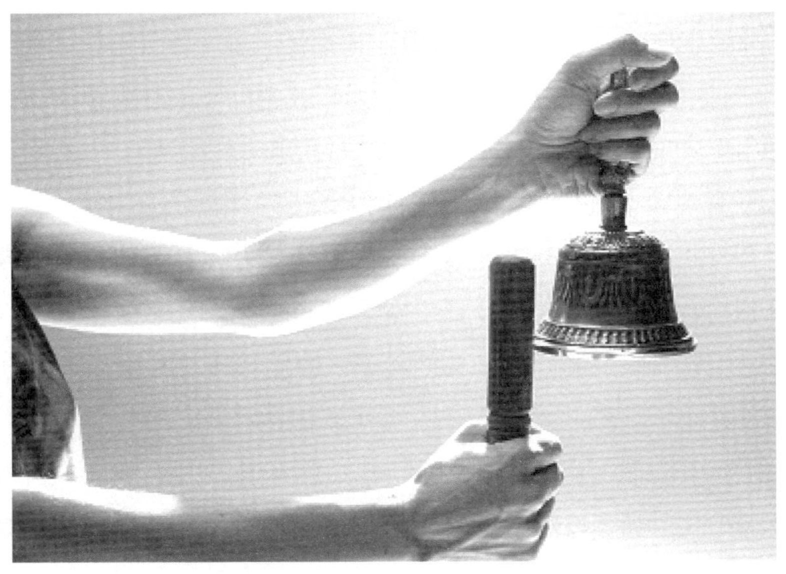

벨 울리기

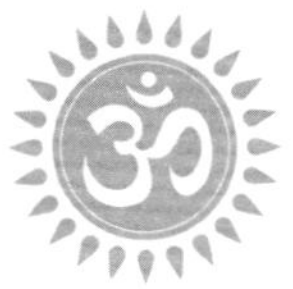

공간 준비하기

자신에게나 다른 사람에게 힐링과 명상을 제공하는 공간은 조용하고, 깨끗하며, 어수선하지 않게 잘 정돈되어 편안하고 기분 좋은 장소여야 합니다. 특히 자신이나 타인에게 제공할 세션 속에는 이 모든 정보가 함축되어 제공됩니다. 러그(카펫)가 깔린 바닥은 눕기에 편안할 수 있지만, 싱잉볼은 딱딱한 표면에서 더 잘 울립니다. 특히 나무나 타일 바닥은 진동이 전달되기 매우 좋은 표면을 가지고 있으며, 나무나 타일 바닥에서 사용할 때는 고객의 편안함을 위해 매트를 깔아 내담자가 편안히 누울 수 있도록 하는 것이 좋습니다.

고객의 편안함을 위해 머리 부분에 놓일 작은 베개와 필요에 따라 고객의 무릎 아래에 놓일 작은 베개를 준비하는 것이 좋습니다. 특히 많은 고객들은 작은 베개를 그들의 무릎 아래에 놓이는 것을 좋아합니다. 또한, 고객의 눈 위에 눈가리개나 마른 천으로 눈을 가려주면 더욱 편안하게 이완될 수 있습니다. 만약 눈가리개를 사용한다면 위생적인 이유로 눈가리개를 사용하기 전, 깨끗한 얇은 티슈를 눈 위에 덮은 후에 눈가리개를 사용하는 것이 좋습니다. 이와 마찬가지로, 머리와 무릎에 놓일 베개에도 페이퍼 타올을 덮어 항상 깨끗한 부분을 제공할 수 있게 하는 것이 좋으며, 베개는 천연 소재로 만들어진 것을 사용하는 것이 좋습니다.

조명은 약간 어둡게, 은은하고 부드러운 조명을 사용하는 것이 좋으며, 양초를 이용해 공간을 밝힌다면 매우 편안하고 아늑한 분위기를 만들 수 있을 것입니다.

고객이 오랫동안 가만히 누워있을 것을 염두에 두며 실내 온도는 고객이 춥지 않도록 충분히 따뜻하게 유지합니다. 힘을 뺀 채 장시간 누워 있으면 추위를 느낄 수 있기 때문에 반드시 가벼운 담요를 준비해 고객의 필요시 사용할 수 있게 해야 하는 것이 좋습니다.

공간은 늘 좋은 향기가 나야 하며, 적어도 불쾌한 악취가 나지 않도록 신경을 써야 합니다. 힐링 세션을 진행하기 전에 인센스나 향초를 태워도 되지만, 일부 사람들은 그 향이나 연기에 민감할 수 있으므로 방을 준비하기 전, 고객의 의사를 먼저 확인한 후 사용하는 것이 좋습니다.

싱잉볼 안에 물을 넣어 사용할 때, 싱잉볼안에 들어갈 물 온도는 항상 따뜻해야 하며, 데일 정도로 뜨거워서는 안 됩니다. 또한, 절대로 고객 몸 위에 싱잉볼을 올려놓은 상태로 뜨거운 물을 부어서는 안 됩니다. 고객의 몸 위에 싱잉볼을 올려놓기 전에 먼저 자신의 피부에 올려 온도를 확인한 후 너무 뜨겁다면 차가운 물을 추가하며 온도를 조절해 사용하여야 합니다. 특히 제3의 눈 차크라(미간), 손바닥, 발바닥 등에 싱잉볼을 올릴 때는 더욱 조심해야 합니다. 원활한 온도 조절을 위해 주변에 전기 주전자를 사용해 따뜻한 물을 준비하고 차가운 물을 근처에 두어 필요시 온도를 조절할 수 있도록 하는 것이 좋습니다.

고객은 천연 섬유(코튼이 가장 좋음)로 된 편안하고 여유 있는 셔츠와 바지를 착용하도록 합니다. 만약 당신에게 간이 테이블이 있다면 신이나 여신의 조각품 혹은 존경하는 스승의 그림을 힐링 공간에 두며, 고객의 머리가 이를 향하도록 합니다.

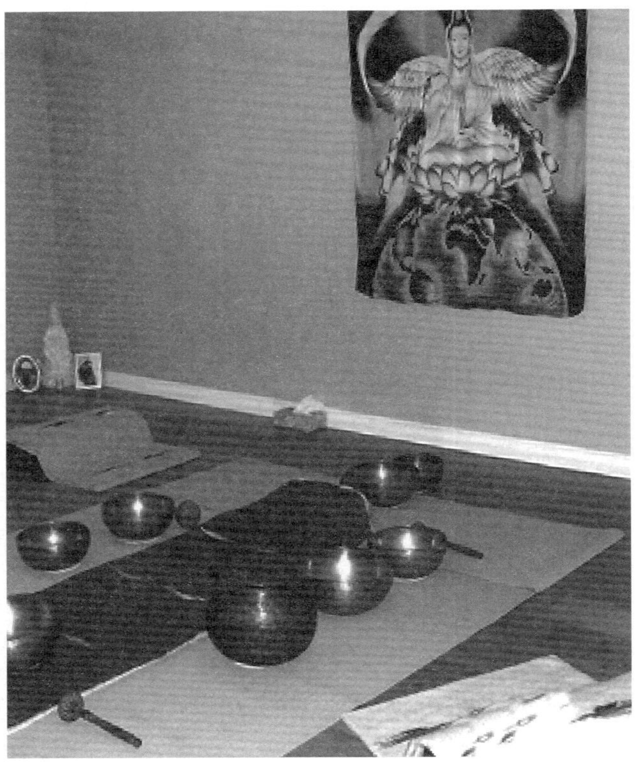

힐링 공간

그룹 명상

때때로 나는 다른 싱잉볼 힐러들과 함께 그룹 명상을 진행하곤 합니다. 이때 명상에 참여한 사람들은 바닥에 담요와 베개를 깔고 눕거나 쿠션 위에 앉아 있기도 합니다. 그동안 명상 지도자들은 명상 시간 동안 싱잉볼, 벨, 띵샤 등을 연주합니다. 이렇게 하면 각자가 원하는 명상 방식을 하든지 간에 아주 편안하고 이완된 환경을 만들어 줍니다. 아래 사진은 그룹 명상 시에 싱잉볼을 어떻게 사용할 수 있는지 볼 수 있습니다.

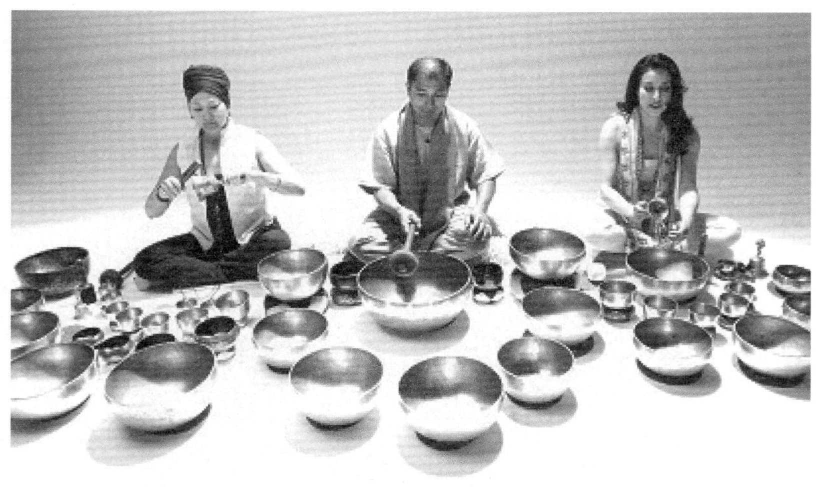

그룹 명상 진행

명상에 참여한 사람들은 바닥에 누운 경우, 머리를 싱잉볼 쪽으로 향하게 하는 것이 좋습니다.

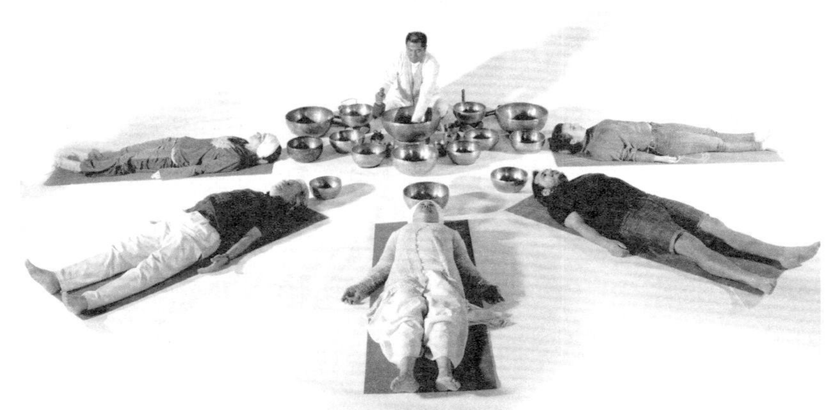

그룹 명상 자세

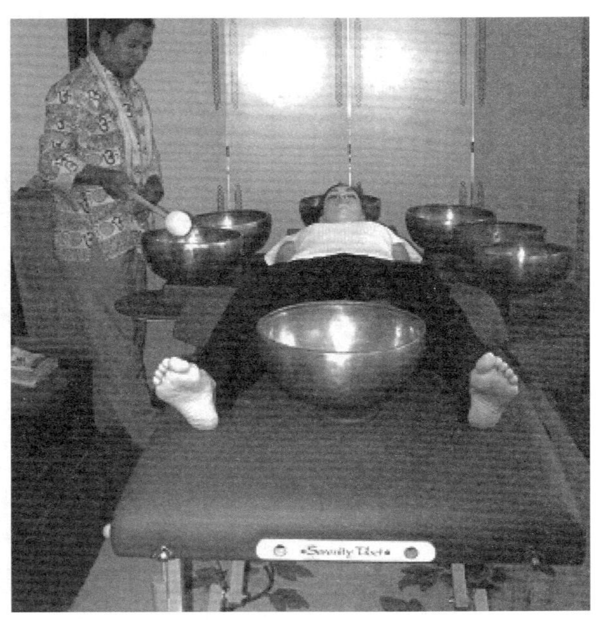

싱잉볼 소리와 진동을 일으키는 힐링 테이블

진동 치유 테이블에서 싱잉볼 사용하기

서양에서는 고객을 바닥에 눕히는 싱잉볼 테라피를 진행하기에 때때로 곤란할 때가 있습니다. 힐러의 무릎이나 허리에 부담이 갈 수 있기 때문입니다. 이를 해결하기 위한 좋은 대안으로, 제가 디자인한 힐링 테이블과 같은 것을 사용하는 방법이 있습니다. 아래의 사진에서 그 예시를 볼 수 있습니다. 또는, 마사지 테이블을 활용하며 싱잉볼을 받칠 수 있도록 스툴이나 접이식 TV 트레이 등을 사용하는 것도 가능합니다. 이때 싱잉볼이 테이블의 높이에 평행하도록 하기 위해 아래에 쿠션을 받쳐 높이를 조절할 필요가 있을 수 있습니다.

안전하게 싱잉볼 사용하기

네팔의 몇몇 가정에서는 오늘날에도 싱잉볼이나 철제 그릇에 음식을 차려 먹는 전통이 남아 있습니다. 그러나 이렇다고 해서 서양에서까지 음식이나 음료를 싱잉볼에 담아 먹는 것을 권장하지 않습니다.

싱잉볼은 ADD(주의력결핍장애)와 ADHD(주의력결핍 과잉행동장애), 그리고 흥분하거나 고혈압 등을 겪고 있는 경우, 싱잉볼 소리를 조용하고 천천히 연주하며, 신체로부터 조금 떨어진 거리에서 들려주는 것이 좋습니다. 또한 임산부의 배 위나 가까운 곳에서 큰 소리를 들려주는 것은 적절하지 않아 주의가 필요합니다. 태아는 양수로 둘러싸여 있기 때문에, 소리는 공기 중보다 물속에서 훨씬 더 빠르게 전달되며, 이는 진동이 훨씬 강하게 전달될 수 있음을 의미합니다. 따라서 임산부에게 싱잉볼 테라피를 제공하고자 한다면, 싱잉볼을 몸에서 몇 미터 떨어진 곳에 두고 조용하고 부드럽게 연주하는 방식을 권장합니다.

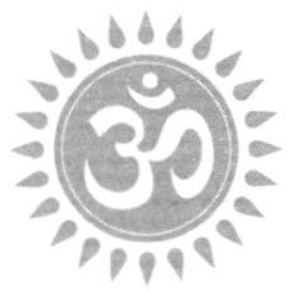

직관 사용하기

이 책은 싱잉볼을 사용하는 방법에 관한 책입니다. 따라서 전반적인 힐링 세션을 위한 다양한 실천 방법들을 이 책에서 소개하고 있습니다. 하지만 나는 세션의 진행 방식을 주로 고객의 요구에 맞춰 다양한 방법으로 진행하기 때문에 같은 방식을 두 번 이상 하는 경우는 거의 없습니다. 고객의 특별한 요청과 그 상황 속 나의 직관에 따라 세션을 진행할 때 가장 좋은 결과를 얻곤 했기 때문에 여러분도 저처럼 직관을 사용해 자유롭게 해보길 권합니다.

나는 여러 스승으로부터 다양한 테크닉들을 배워, 이를 통해 특정 상황에 따라 적절하다고 느끼는 방법을 선택해 사용합니다. 여러분도 자신이 이 책에서 배운 어떤 것이든 자신의 고객에게 맞도록 자유롭게 수정해 활용해 보세요.

자신의 직관을 믿어보세요. 그러면 늘 당신의 주위에 있지만, 눈에 보이지 않는 치유의 힘을 자연스럽게 사용할 수 있게 될 것입니다. 하지만, 진정한 치유의 힘은 바로 당신에게서 오는 것입니다. 그 힘이 어디서부터 오는지를 느껴야만 합니다. 그러니 책에 쓰인 대로만 하려 하지 마세요!

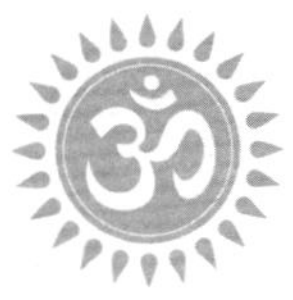

개인 힐링 테라피

다음에 소개하는 테라피는 자신이나 다른 사람을 위해 실행할 수 있습니다. 싱잉볼을 몸 위에 올려놓고 사용하면 되며, 필요에 따라 따뜻한 물을 넣거나 넣지 않으며 사용할 수도 있습니다.

하나의 싱잉볼로 힐링하기

먼저, 자신에게 가장 편안하게 느껴지고, 적합해 보이는 차크라 싱잉볼을 선택합니다. 그리고 이 방법은 하나의 싱잉볼 만으로도 몸의 어떤 부위에도 사용할 수 있습니다. 이때 당신의 의도가 전적으로 가장 중요한 요소라는 점을 기억하세요. 스스로를 치유할 수 있으며, 직관을 활용해 어느 부분에 사용할지를 선택할 수 있습니다. 이 하나의 싱잉볼을 가슴, 배, 태양신경총, 허벅지, 무릎, 종아리 위에 올려 사용할 수 있습니다. 만약 하나의 싱잉볼로 힐링 세션을 진행해야 한다면, 고객의 등, 어깨, 다리, 발에 놓고 사용할 수 있습니다. 또한, 싱잉볼에 따뜻한 물을 4분의 1 정도 채워 사용하면 치유 효과를 극대화할 수 있는데, 이는 치유의 진동이 몸속 깊이 더 잘 전달됩니다.

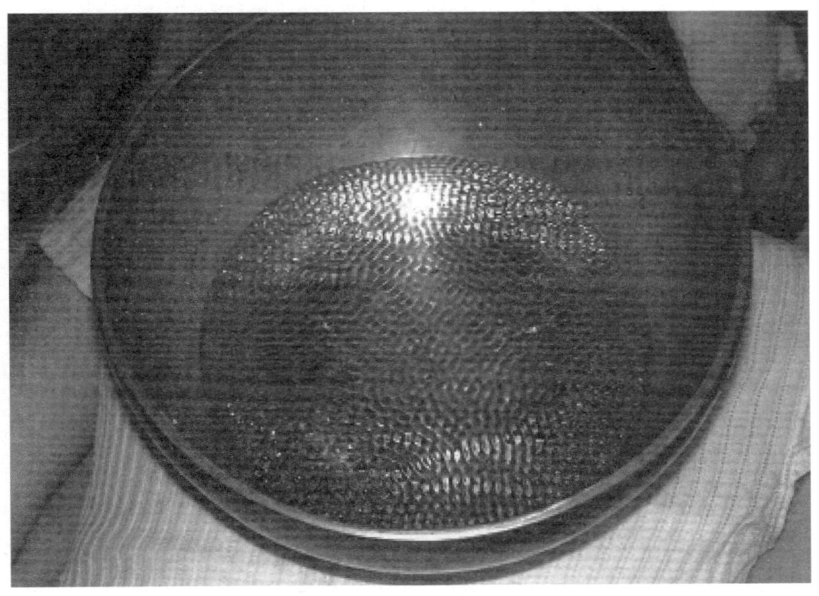

싱잉볼에 물을 넣어 사용하기

만트라를 활용하여 차크라 정화하기

다음에 소개하는 방법은 특정한 차크라의 에너지 블록이나 부정적인 에너지를 제거하는 방법으로 사용할 수 있습니다. 차크라의 불균형을 치유하기 위해서는 방해받지 않는 조용하고 독립적인 공간이 필요합니다. 만약 싱잉볼이 하나뿐이라면, 그 싱잉볼로 모든 차크라를 정화하는 데 사용할 수 있습니다. 여러 개의 차크라 싱잉볼이 있다면, 정화하고자 하는 차크라에 해당하는 싱잉볼을 사용할 수 있습니다.

　세션을 시작하기 전에 의자에 두 발바닥을 바닥에 붙이고 앉거나 가부좌(반가부좌)를 틀고 쿠션 위에 편안하게 앉습니다. 이때, 등을 곧게 펴고 가슴을 활짝 펴며, 어깨는 편안하게 바닥과 평행을 이루도록 합니다. 턱은 약 2.5cm 정도 뒤로 당깁니다. 눈은 지그시 감고 제3의 눈(미간) 부분 쪽으로 살짝 응시하거나, 실눈으로 코끝을 바라보아도 좋습니다. 이런 방법들은 제3의 눈을 자극하는 데 도움이 됩니다.

　이제 호흡에 집중하며, 내면의 중심을 잡습니다. 들이마시는 숨에 당신이 해결하고자 하는 이슈나 부정적인 에너지를 정화하고 치유하고 싶은 특정 차크라를 떠올립니다.

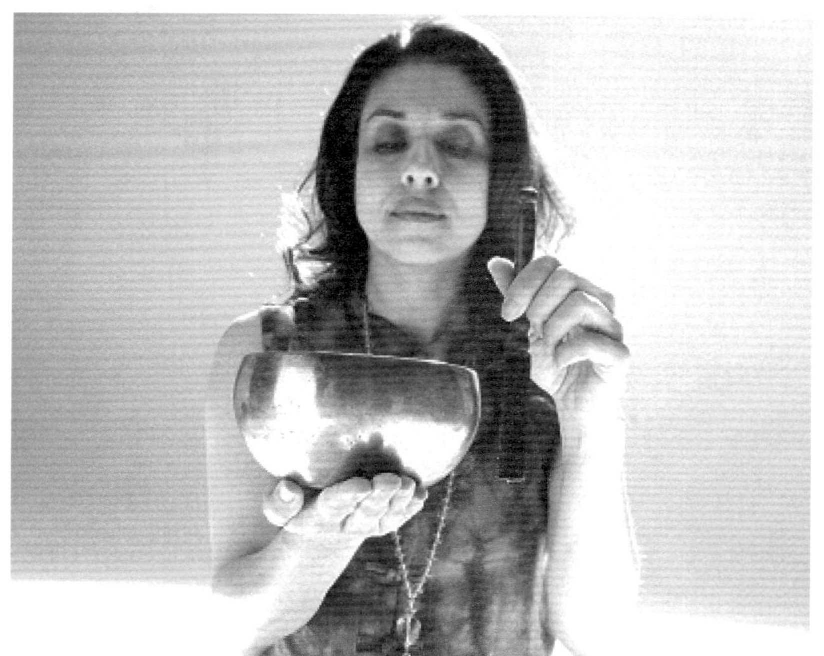

만트라로 차크라 정화하기

내쉬는 숨에는 당신이 가장 원하던 모든 것을 내려놓고, 다리와 발바닥 아래로 부정적인 에너지가 흘러가, 지구 중심부로 흘러가며 원소의 형태로 흩어져 새로운 삶을 시작하는 모습을 상상해 보세요. 만약 의자에 앉아 있다면 싱잉볼을 가슴 앞에 들거나, 테이블 위의 당신 앞에 배치합니다. 만약 바닥에 가부좌를 틀고 앉아 있다면, 싱잉볼을 당신의 손바닥 위에 올려 가슴 앞에 들고 있어도 됩니다. 그리고 이제, 싱잉볼을 문지르거나 칩니다.

호흡에 집중하며 감정과 연결합니다. 점차 당신의 차크라 포인트에 집중하며 특정 차크라에 해당하는 만트라를 외우기 시작합니다. 당신이 원하는 만큼, 또는 부정적인 에너지가 사라졌다고 느껴질 때까지 계속합니다. 이 과정에서 판단은 내려놓고, 오로지 현재의 순간에 머무르며 감정을 있는 그대로 느껴보세요.

차크라	베딕 노트	베딕 만트라	히말라야 노트	히말라야 만트라
7th 왕관 (Crown)	B	침묵	B	침묵
6th 제3의 눈 (Third Eye)	A	Om	E	Aa
5th 목 (Throat)	G	Ham	A	Om
4th 가슴 (Heart)	F	Yam	D	Hung
3rd 태양신경총 (Solar Plexus)	E	Ram	G	Ram
2nd 천골 (Sacral)	D	Vam	C	Dza
1st 뿌리 (Root)	C	Lam	F	Silent

머리 치유하기

• 약 7분 소요

　이 방법은 하루 동안의 긴장이나 고된 업무가 끝난 뒤, 하루의 스트레스를 해소하는 효과적인 치유법입니다. 저의 스승인 도르제 팅고께서는 불면증, 편두통, 두통, 근육통 등을 완화하기 위한 대체 치유법으로 하는 방법으로 이 모습을 내게 보여주셨습니다.

　이 테라피는 쿠션이나 의자에 앉아 진행할 수 있습니다. 시작하기 전, 머리에 얇은 타올이나 미끄럼 방지 매트를 얹어 싱잉볼을 안정적으로 고정할 수 있도록 합니다. 그다음, 큰 싱잉볼을 뒤집어 머리 위에 올려놓으면 편안하고 균형 있게 올라갈 것입니다. 반드시 싱잉볼의 균형과 그 위치가 편안한지를 확인해 보세요. 그리고 싱잉볼을 부드럽게 아래 방향으로 치며 약 20초간 기다린 후 다시 한 번 부드럽게 칩니다. 이 방법은 머리 위에 싱잉볼을 올리고 균형을 잡는 연습을 충분히 하여야 합니다. 싱잉볼이 떨어질 경우, 자신이나 싱잉볼이 다칠 수 있으므로 주의하며 신중하게 연습하길 바랍니다.

　당신은 두 개의 싱잉볼을 이용한 소리 공명 효과를 통해 더 깊은 휴식과 치유 효과를 원한다면 두 개의 싱잉볼을 사용해 소리가 서로 반응하는 '진동 사운드 챔버'를 만들어 낼 수 있습니다. 첫 번째 싱잉볼은 위에서 설명한 것과 같이 자신의 머리 위에 올려두고, 두 번째 싱잉볼은 덜 사용하는 손바닥에 올려 당신의 가슴과 태양신경총 사이, 앞쪽에 위치시킵니다.

　두 번째 싱잉볼의 크기에 따라 친 후의 들어 올리는 높이가 달라집니다. 머리 위에 올린 싱잉볼과 크기가 비슷하다면, 가볍게 치고 난 후 목 차크라까지 올립니다. 만약 싱잉볼 크기가 10~20cm 사이의 작은 싱잉볼이라면 치고 난 후 제3의 눈 차크라까지 올려줍니다. 어떤 경우 에든 당신이 원한다면 이런 과정에 구애받지 않고 몇 분 후, 자유롭게 반복합니다.

만약 다른 힐러가 당신을 돕고 있다면, 그가 두 번째 싱잉볼을 당신 의 목 차크라에서 약 5~10cm 정도 떨어진 곳에 들도록 하고, 아래에 서 위를 향해 부드럽게 두 번 칩니다. 싱잉볼이 울리는 동안, 천천히 목 차크라부터 천골 차크라까지 Z 모양을 그리며 내려갑니다.

그 후, 천천히 직선 방향으로 천골차크라에서 왕관 차크라까지 매우 느리고 곧게 들어 올립니다. 이 과정을 당신이 원하는 만큼 반복해도 좋습니다.

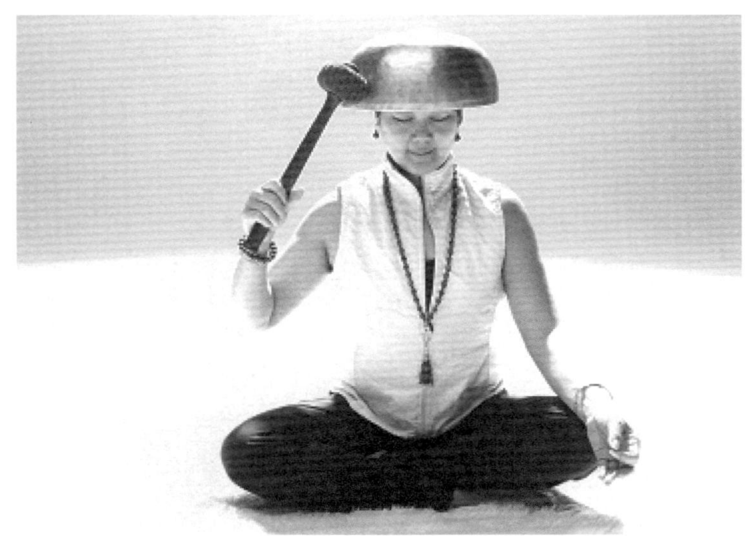

머리 위에 싱잉볼을 올려놓고 사용하기

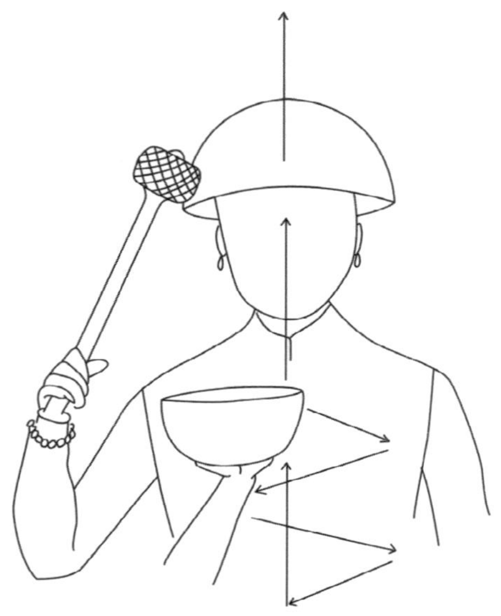

두 번째 싱잉볼이 움직이는 방향

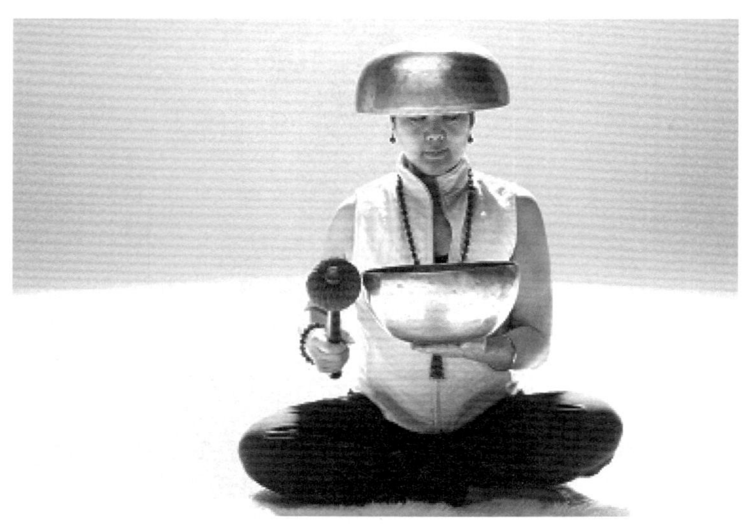

두 개의 싱잉볼을 사용하기

몸의 앞부분 치유하기

　매트나 침대에 고객이 편안하게 누운 상태로 치유가 필요한 부위에 싱잉볼을 올려놓습니다. 싱잉볼을 부드럽게 쳐서 약 10~15초간 진동이 몸속 깊이 퍼지도록 소리가 사라질 때까지 기다립니다. 진동이 울리는 동안 깊게 숨을 들이마시며 진동이 몸 안에 퍼지는 것을 느껴보세요. 그리고 내쉬는 호흡에는 모든 고통과 불편함이 몸 밖으로 빠져나가는 마음으로 호흡합니다. 필요한 만큼 이 과정을 원하는 만큼 반복합니다.

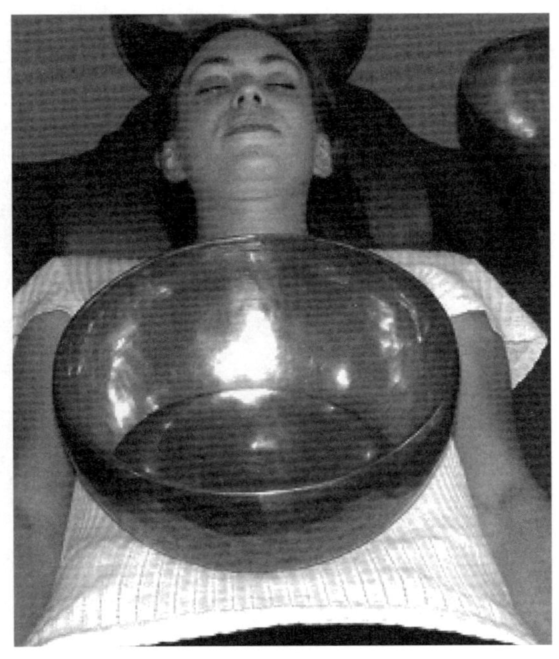

몸의 앞부분에 싱잉볼을 올려놓기

발 힐링하기

　의자에 앉거나 선 채로 큰 싱잉볼의 중앙에 맨발을 넣습니다. 만약 싱잉볼이 충분히 크지 않다면 발을 살짝 들어 올려 그 안에 서 있거나, 발등이나 발뒤꿈치 쪽에 싱잉볼을 닿을 수 있도록 기울입니다. 싱잉볼의 부드럽게 아래에서 위로 치며 진동이 약 10~15초 동안 사라질 때까지 기다립니다. 소리이 울리는 동안, 깊게 숨을 들이쉬며 편안한 감각을 느끼면서 발의 반사 구역을 통해 몸 전체로 진동이 퍼지는 것을 느껴봅니다. 이 과정은 원하는 만큼 반복할 수 있습니다.

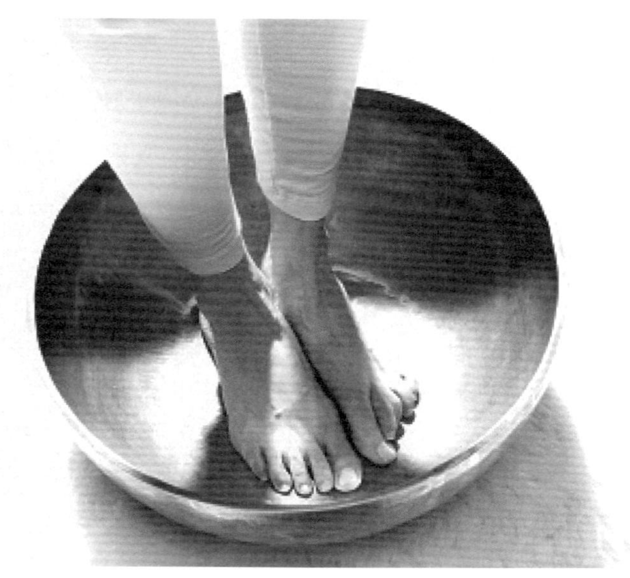

당신의 발을 힐링하기

　양발을 모두 넣을 수 있는 싱잉볼(약 45cm)을 구매하는 것은 매우 크고 무겁기 때문에 상당히 비쌀 수 있습니다. 이런 문제를 해결하기 위해, 다른 힐러의 도움을 받아 20~27cm 정도의 싱잉볼로 당신의 발바닥 아래에 놓고 위에서 설명한 것과 같이 가볍게 쳐서 사용할 수 있습니다. 다음의 사진과 같이 발을 힐러의 무릎에 올려놓고, 힐러가 싱잉볼을 부드럽게 쳐서 발에 진동을 전달하는 방식입니다.

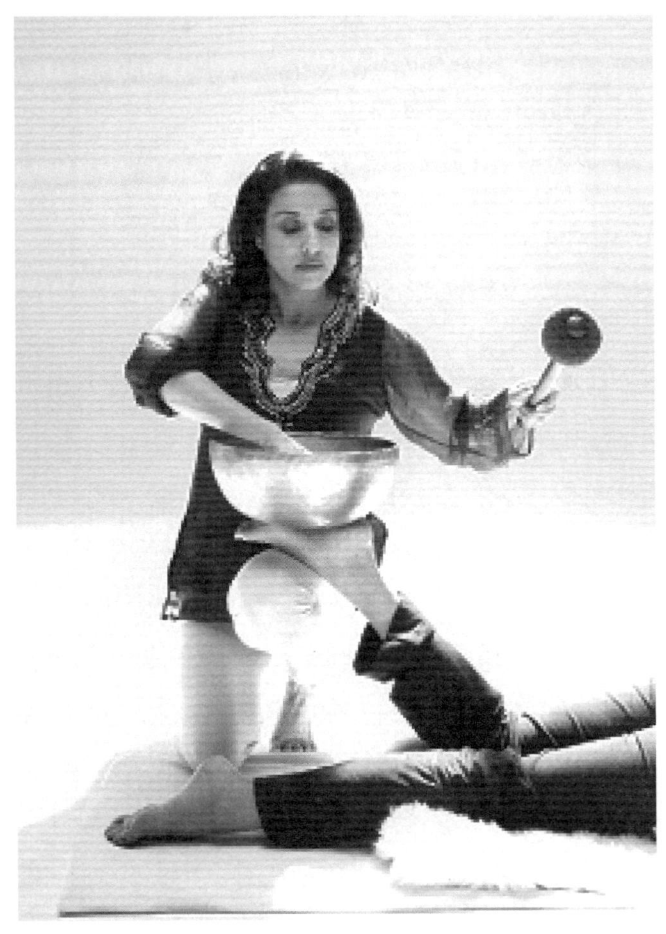

다른 힐러의 도움으로 발 치유하기

고객을 위한 힐링 테라피

다음에 소개하는 테라피는 고객을 치유하는 힐러를 위한 방법들입니다. 이 테라피는 스스로에게 직접 적용할 수 없습니다.

이 테라피에서 가장 중요한 것은 당신의 의도와 생각, 믿음입니다. 또한, 당신의 직관에 따라 고객의 이완과 힐링을 돕기 위해 싱잉볼을 어디에 위치할지 결정할 수 있다는 것을 기억해야 합니다.

고객의 몸 위에 싱잉볼을 놓기 전에는 항상 싱잉볼을 올려놓을 위치에 잠시 손을 몇 초간 얹어 보는 것이 좋습니다. 단, 민감한 부분에는 당연히 안 되겠지요? 예를 들어, 가슴 차크라와 뿌리 차크라는 인체의 민감한 부위에 가까우므로 손을 얹는 위치에 주의해야 합니다. 고객의 몸에 손을 얹어 치유하고자 하는 의도에 집중하며 전달합니다. 그 후, 고객이 변화를 거의 느끼지 못할 만큼 부드럽고 자연스럽게 손을 싱잉볼로 바꾸어 줍니다. 이 과정은 짧지만 매우 중요한 과정입니다.

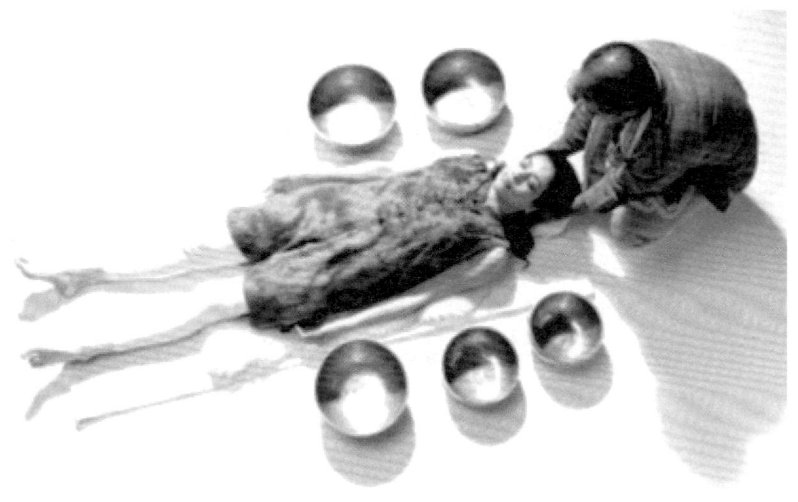

고객의 머리를 받치기

힐러로서, 여러분은 정해진 시간 동안 테라피를 어떻게 진행할 것인지 미리 계획했을 것입니다. 그러나 고객의 요구에 따라 테라피의 순서를 수정할 수도 있습니다.

테라피 순서

- 1~2개의 싱잉볼로 힐링
- 이완 요법(Relaxation therapy)
- 차크라 밸런싱(Chakra balancing)
- 전신을 위한 따뜻한 물 테라피(Warm water therapy)
- 치유 기도(healing prayer)
- 등을 위한 따뜻한 물 테라피(Warm water therapy)

힐링 세션의 시작과 끝

힐링 세션은 힐러가 힐링의 의도를 세우는 것으로 시작됩니다. 당신은 익숙한 치유 기법을 사용하거나, 치유의 힘을 불어넣어 줄 존재에게 기도할 수 있습니다. 진심 어린 기도는 모든 차원의 가장 높은 에너지를 끌어다 줄 것이기 때문에 매우 중요합니다.

이 과정은 두 단계로 이루어집니다. 첫 번째 단계는 호흡을 깊게 비움(Sunyata, 불교의 공)에 도달하는 것입니다. 이렇게 하면 정신이 맑아져 높은 수준의 의도(Sankalpa or Will)를 고객의 힐링에 사용하는 데 집중합니다. 이는 힐링 에너지가 고객의 몸에 들어가, 맑은 정신이 몸과 마음을 조화와 더 깊은 치유의 상태로 나아가도록 유도할 수 있습니다. 비움의 상태로 들어가는 과정에서는 많은 상념이 떠오를 것입니다. 그러나 이런 상념들에 집중하기보다는, 마치 비눗방울처럼 떠올랐다가 터지는 것처럼 가볍게 여기고, 점점 더 순수한 비움의 상태에 가까워지도록 해보세요. 이것은 단기간에 이루어지지는 않겠지만, 인내한다면 결국 고객과 당신, 모두가 그 효과를 누리게 될 것입니다. 일단 한번 비움을 경험하고 나면, 다음부터 좀 더 쉽게 고객이 치유가 필요한 부분에 더욱 쉽게 치유의 의도를 흐를 수 있게 할 것입니다.

고객에게 힐링하고자 하는 목적을 조용히 혹은 조금 큰 소리로 말하는 것도 좋습니다. 만약 고객이 특정 신체 부위나 감정적인 문제로 힐링하고 싶다고 말한다면, 세션 동안 그 부분에 에너지를 집중합니다. 또한, 세션의 도입부에서는 고객에게 어떤 과정이 진행될 것이고, 종료 후 어떻게 변할 것인지 이야기하는 것이 좋습니다. 예를 들어, 시작이 끝나면 조용히 방을 나간다고 미리 안내하여 고객이 충분한 시간을 가지고 일어날 수 있도록 하거나, 휴식 시간을 주는 것도 좋습니다.

테라피 시작 전에 고객의 머리를 부드럽게 감싸며 치유의 의도를 담아줍니다. 깊은 호흡을 하며 손길을 통해 에너지를 전달합니다. (두개천골요법(CST)을 배웠다면, 이때 적용해 보세요). 고객의 머리를 1~2분 정도 감싸고 있다가, 당신의 손바닥을 아래로 돌려 고객의 머리 양 옆을 쓸어내리며 부정적인 에너지를 흘려보냅니다. 그다음, 고객의 발로 이동해, 손을 교차로 놓습니다. 오른손은 고객의 왼쪽 발을, 왼손은 고객의 오른쪽 발에 가볍게 닿도록 합니다. 에너지를 보내기 위해 발 마사지를 해도 좋습니다. 1~2분 정도 고객의 발을 감싸고 있다가, 손바닥을 아래로 돌려 발 옆으로 천천히 쓸어내려 고객의 에너지를 안정시키고 땅으로 흘려보내 줍니다.

세션이 종료 시에는 고객에게 물 한 잔을 제공하고, 하루 동안 충분히 수분을 섭취하라고 안내해 주세요.

한두 개의 싱잉볼로 힐링하기

1~2개의 싱잉볼은 고객의 몸 어느 부위에나 사용할 수 있습니다. 싱잉볼을 선택할 때는 싱잉볼의 소리나 진동, 감각에 의지해 편안하고 공명하는 느낌이 드는 싱잉볼을 선택하면 됩니다. 하나의 싱잉볼을 사용한다면, 고객의 등, 어깨, 다리, 발 등 직관에 따라 자유롭게 놓고 사용할 수 있습니다. 만약 두 개의 싱잉볼을 사용할 경우, 가슴 차크라(심장), 태양신경총 차크라, 허벅지, 무릎, 종아리 등 특정 부위에 짝을 이루어 사용하는 것이 좋습니다.

한두 개의 싱잉볼 사용 테크닉

- 지름이 약 15cm인 싱잉볼을 손바닥이나 손가락 끝에 얹어 문지르거나 치며 연주합니다.

- 육체적, 감성적, 정신과 영혼을 아우르기 위해 힐링 세션을 진행하는 공간 자체에 집중합니다.

- 작은 싱잉볼은 마음을 다스리는 데 좋습니다. 이는 마음이 몸을 조절하며, 싱잉볼의 힐링 진동이 마음의 통로를 통해 몸으로 전달되기 때문입니다.

- 큰 싱잉볼은 모든 차크라에 활용할 수 있으며, 보다 깊숙이 진동 전달하여 신체 내부까지 영향을 미치기 때문에 몸 전체에 1~2개로도 적용이 가능합니다.

- 고객이 엎드려 누워 있을 때는 작은 싱잉볼을 머리 위에 놓고 다른 싱잉볼을 추가로 등 위쪽에 놓으면 효과적인 힐링이 가능합니다.

- 싱잉볼 치는 간격을 길게 할수록 그라운딩이 더 깊이 이루어집니다.

- 싱잉볼에 따뜻한 물을 채워 고객의 몸에 올려 울리게 되면 힐링 진동의 효과가 증폭되어 몸 깊숙이 들어갈 수 있게 해줍니다. 이때 물을 1/4 이하로 유지하며, 두 손으로 싱잉볼을 잡고 물에 축복의 의도를 세우면 힐링 효과를 극대화하는 데 도움을 주기 때문에 중요한 과정입니다.

- 싱잉볼의 진동과 함께 만트라를 활용하면 긍정적인 힐링 에너지의 증폭에 좋습니다.

하나의 싱잉볼로 힐링하기

   이 두 가지 테크닉을 통해 오라(에너지 필드)를 직접적으로 작업할 수 있게 될 것입니다. 에테르 에너지는 우리의 몸을 감싸고 있으며, 모든 물리적 요소에 스며있는 미세한 물질의 한 형태입니다. 어떤 이는 이를 기(氣)라 부르거나 근본 생명 에너지, 프라냐 등으로 부르기도 합니다. 물리학에서는 파동과 입자의 성질을 동시에 지닌 에너지로 설명되며, 이를 물리적 세계와 영적 세계 양쪽에 작용하며 존재합니다.

오라(Aura), 에너지체 정화하기

• **약 3~5분 소요**

   고객은 앉거나, 서 있거나, 눕는 등 다양한 자세를 취할 수 있습니다.

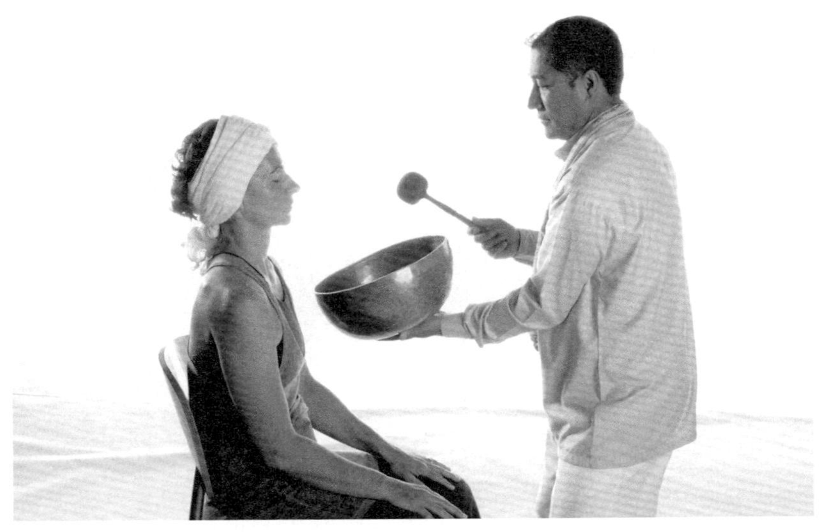

오라 정화하기

지름 10~20cm의 작은 싱잉볼

① 한 손에 싱잉볼을 들고, 가죽 스틱을 사용하여 가볍게 치거나 문지르며 연주해 부드러운 진동을 만들어 냅니다. 이완된 상태를 유지하기 위해 싱잉볼을 고객에게서 조금 떨어진 거리에서 먼저 울린 후, 고객의 이마 근처 약 12~15cm 거리에 가져가 방해되지 않도록 합니다.

② 싱잉볼을 이마 근처에서 잠시 멈춘 후, 고객의 머리 주위를 따라 시계방향으로 이동시킵니다.

③ 원을 그린 후 이마 근처에서 잠시 멈추고, 싱잉볼을 머리 위 약 30cm 지점까지 올렸다가 진동이 사라질 때까지 기다립니다.

④ 1~3단계를 두 번 더 반복하여 총 세 번 실시합니다.

지름 25~40cm의 큰 싱잉볼

오라 정화는 작은 싱잉볼로도 가능하지만, 큰 싱잉볼은 더 깊은 공명을 만들어내기 때문에 더욱 효과적입니다. 다만, 싱잉볼이 무거울수록 들고 있는 데 힘이 필요할 수 있으니 적절한 무게의 싱잉볼을 선택하는 것이 좋습니다. 큰 싱잉볼은 문지르기보다는 주먹으로 치거나 해머를 사용하는 것이 좋습니다.

차크라 클린징

- 3~5분 소요

고객은 앉거나 서 있거나 눕는 등 다양한 자세를 취할 수 있습니다. 이때, 당신의 직관을 따라 싱잉볼을 몸 앞, 뒤, 옆 또는 몸 주위에서 사용할 경로를 설정하도록 합니다.

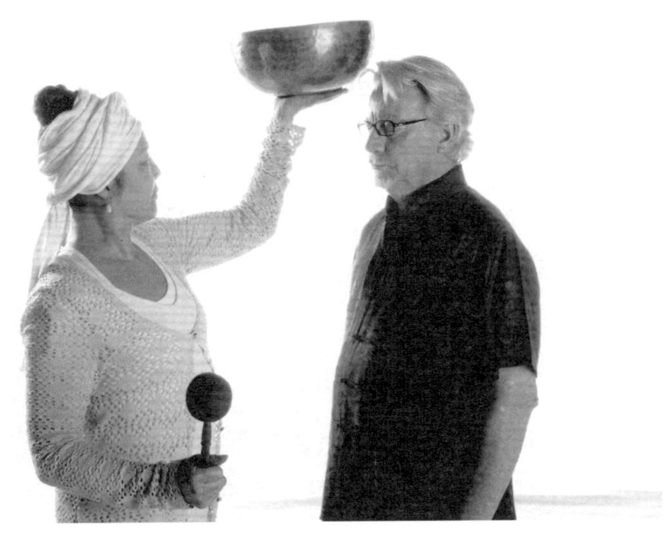

차크라 클린징

지름 10~20cm의 작은 싱잉볼

① 한 손에 싱잉볼을 들고 가죽 스틱을 사용해 부드럽게 치거나 문질러 연주합니다. 가죽 스틱을 사용하면 더 부드러운 진동을 만들어 낼 수 있습니다.

② 이완 상태가 유지되도록 고객에게서 조금 떨어진 거리에서 싱잉볼을 치고, 방해되지 않도록 고객의 이마 쪽으로 가져갑니다. 그리고 고객의 이마로부터 약 5~6cm 정도까지 올린 뒤, 잠시 멈춥니다.

③ 천천히 싱잉볼을 제3의 눈, 목, 가슴, 태양신경총, 천골, 뿌리 차크라 순으로 내려갑니다.

④ 뿌리 차크라에 도달할 때쯤이 되면 진동이 사그라질 것입니다. 그때 싱잉볼을 다시 한번 쳐주고 천천히 차크라들을 지나 이마까지 올라가서 잠시 멈춥니다.

⑤ 마지막으로 싱잉볼을 머리 위 30cm까지 올린 후, 진동이 사라질 때까지 머무릅니다.

지름 25~40cm의 큰 싱잉볼

차크라 정화는 앞서 설명한 방법처럼 작은 싱잉볼로도 충분히 가능하지만, 더 큰 싱잉볼은 깊은 공명을 지니고 있어 효과를 더욱 높일 수 있습니다. 다만, 싱잉볼이 무거울수록 들고 있는 데 힘이 필요할 수 있으니 적절한 무게의 싱잉볼을 선택하는 것이 좋습니다. 큰 싱잉볼은 문지르기보다는 주먹으로 치거나 해머를 사용하는 것이 좋습니다.

불면증 치료하기

• 10분 소요

이 치료에서는 고객이 편안한 자세로 누워 있는 것이 좋습니다. 예를 들어 다리 사이에 베개를 끼우거나 등과 무릎 아래에 두는 등 편안함을 느낄 수 있도록 누울 수 있습니다. 이때, 고객이 편안한 자세를 취하는 것이 중요합니다. 25cm 이상의 큰 싱잉볼을 사용하는 것이 이상적이지만, 10~15cm의 싱잉볼도 사용할 수 있습니다. 싱잉볼이 클수록 진동이 깊어져 더 깊은 이완 상태로 들어가기에 좋습니다. 또한, 싱잉볼에서 나오는 음과 같은 음정으로 옴 만트라를 외우는 것도 효과적입니다.

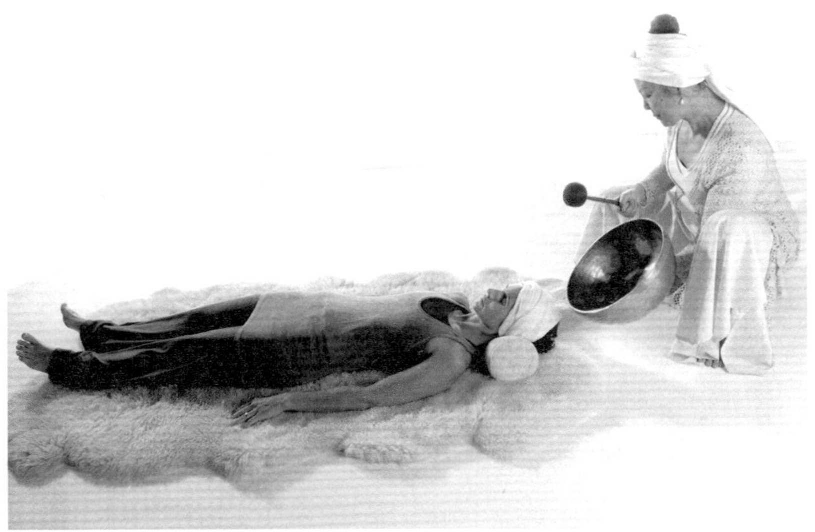

불면증 치유

① 한 손에 싱잉볼을 들고 고객으로부터 약 60cm 정도 떨어진 위치에서 주먹이나 해머를 사용해 쳐서 깊은 진동을 만들어 냅니다. 만약 싱잉볼이 너무 무거워서 들고 있기 어렵다면, 힐링용 세팅을 준비해도 괜찮습니다. 가족 구성원에게 세션을 진행할 경우, 고객이 침대에서 조금 아래로 내려가도록 한 다음, 머리 위쪽 공간에 싱잉볼을 놓을 수 있도록 합니다. 이때 싱잉볼 쿠션을 사용해 놓는 것이 좋으며, 이는 싱잉볼의 진동이 약해지는 것을 방지하기 위해 특별히 제작된 것입니다. 만약 고객이 마사지 테이블(머리 쪽에 구멍이 뚫린)에 있는다면, 얼굴 위치에서 머리를 아래쪽으로 내리도록 요청합니다. 그런 다음 쿠션을 이용해 싱잉볼을 마사지 테이블 아래의 얼굴 부분에 놓고 연주할 수 있습니다. 작은 싱잉볼을 사용 중이라면 손바닥이나 손가락 끝에 올려놓고 해머로 부드럽게 쳐줍니다.

② 고객의 왕관 차크라(정수리)에서 7~10cm 정도 위로 싱잉볼을 올린 후, 진동이 사라질 때까지 잠시 기다립니다.

③ 깊은 명상 상태와 연관된 세타(Thera)파를 촉진하기 위해 30초 정도 침묵을 유지하며 고객의 뇌파가 깊은 명상 상태로 들어갈 수 있도록 도와줍니다. 치료를 효과적으로 작용하기 위해 완전한 침묵 속에서 진행되는 것이 중요합니다.

④ 다음 연주를 위해 싱잉볼을 다시 고객의 머리에서 약 60cm 정도 떨어진 위치로 이동한 후 쳐줍니다. 그 후, 왕관 차크라에서 약 10cm 정도 위로 올려 진동이 사라질 때까지 유지합니다.

⑤ 1~4단계의 과정을 최소 다섯 번 반복해 줍니다.

어깨, 목, 등 위쪽의 긴장감 치료

• 7~10분 소요

　이 치료법에서는 고객은 의자에 앉거나 바닥의 쿠션에 편하게 앉아 있을 수 있습니다. 하지만 가장 효과적인 방법은 얼굴 받침대가 있는 전통적인 마사지 의자를 이용한 방법입니다. 얼굴 받침대에 얼굴을 기댄 자세를 취하면 마사지 의자의 어깨와 목 그리고 두개골 부분의 각도가 이상적이기 때문에, 어깨, 목, 두개골 주변의 각도가 최적화되어 더 나은 효과를 얻을 수 있기 때문입니다. 싱잉볼은 목과 두개골의 접점인 두개천골부위(Cranial-Sacral Area) 주위에 놓습니다.

　힐링 효과를 극대화하기 위해 30cm 내외의 싱잉볼을 7cm 정도의 가죽 스틱을 이용하여 문질러 줍니다. 이 조합은 깊은 힐링의 진동을 싱잉볼에서 이끌어내 주며 진동을 세포 레벨로 몸에 통과시킵니다.

　고객의 어깨 위에 싱잉볼을 올려놓고 한 손의 손끝을 사용해 싱잉볼 내부의 바닥을 살짝 눌러 고정합니다. 이때, 싱잉볼을 회전하며 연주하면 진동이 세포 단위로 전달되며 마사지 효과를 받을 수 있습니다. 고객의 목과 위쪽 등에서 다른 쪽 어깨, 등으로 이동하며 계속 문질러 줍니다.

두 개의 싱잉볼로 힐링하기

두 개의 싱잉볼을 사용할 때, 어떤 음계라도 상관없지만, 반드시 서로 다른 음을 내는 것이 좋습니다.

일반적인 이완과 힐링 테라피

• 약 25~30분 소요

이 테라피에서 추천하는 싱잉볼의 크기는 작은 싱잉볼은 지름 10~20cm, 큰 싱잉볼은 지름 22~30cm를 추천합니다. 사용할 스틱은 작은 싱잉볼에는 지름 4cm 이하의 가죽 스틱을, 큰 싱잉볼에는 지름 5~8cm 정도의 가죽 스틱을 사용하여 문지르거나, 천으로 된 해머 등으로도 두드립니다. 싱잉볼을 문지를 때 더 깊은 힐링 진동이 발생하지만, 해머로 쳐도 충분히 효과적입니다.

이 테라피의 첫 순서에서는 마룻바닥이나 마사지 테이블 등의 고객이 등을 대고 편안하게 눕도록 하는 것입니다. 이때 고객의 팔은 자연스럽게 옆으로 내려놓고 다리는 가지런히 모읍니다.

숙련도가 높아지면, 큰 싱잉볼에 따뜻한 물을 채워 사용할 수 있습니다. 그러나 이때는 해머로 칠 때 물이 튈 위험이 있으므로, 물을 싱잉볼의 4분의 1 이하로 유지하는 것을 권장합니다.

몸 앞부분의 치료

① 큰 싱잉볼을 왕관 차크라에서 약 7~9cm 떨어진 위치에 둡니다.

② 싱잉볼을 부드럽게 5초 간격으로 싱잉볼을 세 번 두드리고, 소리

가 사라질 때까지 기다리거나 약 20초를 기다립니다. 고객의 힐
링 상태를 방해하지 않도록 최대한 부드럽게 치는 것이 중요합니
다.

③ 손을 고객의 이마(제3의 눈)에 살며시 올린 후 천천히 작은 싱잉
볼로 교체합니다. 잔잔하게 5초 간격으로 세 번 두드리고, 소리가
사라질 때까지 기다리거나 약 20초를 기다립니다.

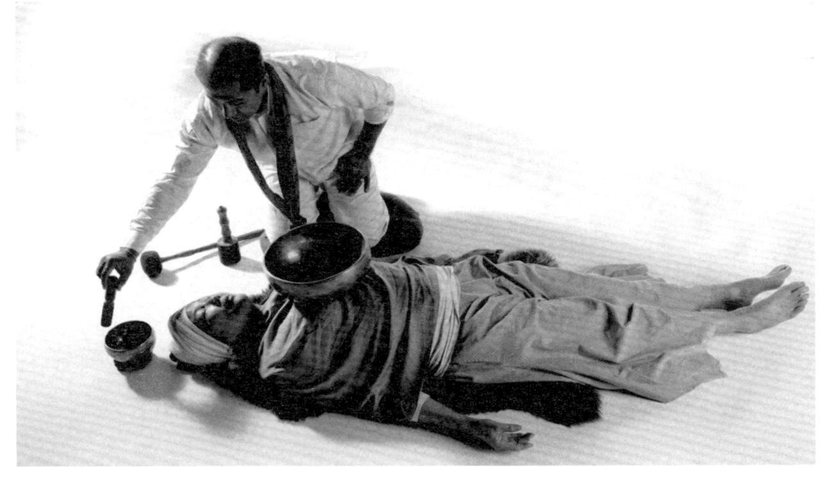

일반적인 이완과 힐링 테라피: 작은 싱잉볼을 두드리는 모습

④ 깊은 상태의 비움, 즉 고요한 순야타(Shunyata)의 침묵 속에서
앞서 설명한 대로 큰 싱잉볼을 2단계와 동일한 방법으로 세 번
두드립니다.

⑤ 목 차크라를 테라피하기 위해 작은 싱잉볼을 고객의 가슴 윗부
분에 놓되, 싱잉볼 가장자리가 턱에 닿지 않도록 하며, 바닥 면이
목을 건들지 않는지 확인합니다. 또는 싱잉볼을 직접 고객의 턱

에 올려두어도 좋습니다. 5초 간격으로 부드럽게 세 번 두드리고, 소리가 사라질 때까지 기다리거나 약 20초 동안 기다립니다. 이 과정을 두 번 반복합니다. 이후 고요한 순야타(Shunyata)의 침묵 속에서 2단계의 방법으로 큰 싱잉볼을 세 번 두드립니다.

⑥ 큰 싱잉볼의 진동이 사라질 때쯤 작은 싱잉볼을 왕관 차크라에서 약 8cm 떨어진 위치에 두고. 큰 싱잉볼은 잠시 옆으로 치웁니다.

⑦ 작은 싱잉볼을 5초 간격으로 부드럽게 세 번 두드리고, 마지막 진동이 사라질 때, 큰 싱잉볼을 가슴 차크라에 둡니다.

⑧ 큰 싱잉볼을 5초 간격으로 부드럽게 세 번 두드립니다. 만약 당신이 숙련된 힐러라면 이후 가죽 스틱을 이용해 1~2분간 문질러 깊은 힐링 진동을 전달하는 것도 좋습니다. 이는 아래의 나머지 단계에서도 큰 싱잉볼을 다양한 부위에 배치하고, 두드릴 때 사용이 가능합니다. 만약 문지르지 않는다면 세 번째 두드림에서 소리가 사라질 때까지 기다리거나 약 20초를 기다립니다.

⑨ 7단계의 과정을 반복해 줍니다. 이번에는 큰 싱잉볼을 태양신경총 차크라로 옮겨 마지막 진동이 완전히 사라질 때까지 기다립니다.

⑩ 큰 싱잉볼을 5초 간격으로 부드럽게 세 번 두드립니다. 이 과정을 진행하며 복부의 부드러움으로 인해 효과적으로 진동을 전달하는데 어려움이 있을 수 있다는 점을 염두에 두길 바랍니다. 이럴 때는 문지르는 속도를 평소보다 조금 빠르게 문지르면 도움이 될 수 있습니다. 세 번째 두드림에서 소리가 사라질 때까지 기다리거나 약 20초를 기다립니다.

⑪ 7단계의 과정을 반복해 줍니다. 이번에는 진동이 완전히 사라질 때까지 기다린 후, 큰 싱잉볼을 천골 차크라로 옮겨줍니다.

⑫ 큰 싱잉볼을 5초 간격으로 세 번 두드리고, 마지막으로 세 번째 두드린 후 소리가 사라질 때까지 20초간 기다립니다.

⑬ 7단계의 과정을 반복해 줍니다. 이번에는 큰 싱잉볼을 뿌리 차크라로 이동시킵니다. 이때 싱잉볼은 치골 바로 위쪽에 위치시키는 것이 좋습니다.

⑭ 7단계의 과정을 반복하며 이 테라피를 마칩니다.

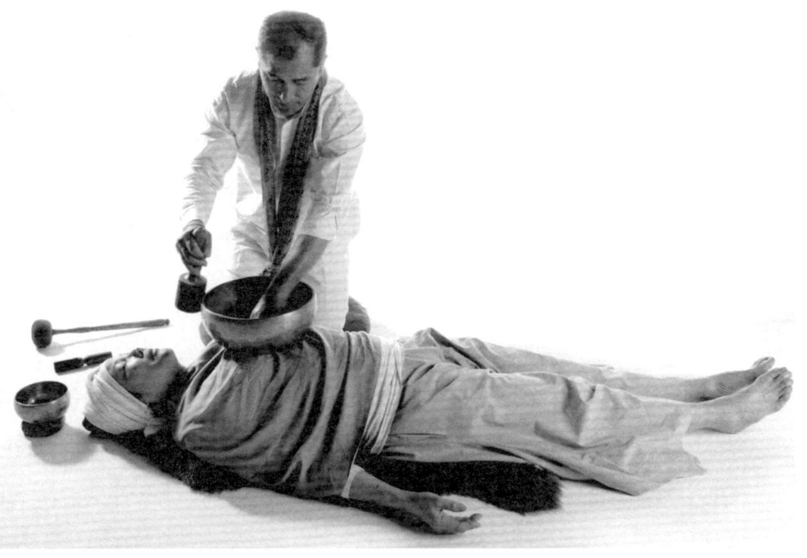

일반적인 이완과 힐링 테라피: 큰 싱잉볼을 문지르는 모습 (고급)

허벅지와 종아리에 대한 테라피

① 다리를 작업할 때는 다리와 왕관 차크라 간의 거리 때문에 작은 싱잉볼과 큰 싱잉볼 사이를 오가기 어려울 수 있습니다. 만약 도와주는 사람이 있다면, 7단계에서 설명한 대로 작은 싱잉볼을 번갈아 칠 수 있습니다.

② 고객의 허벅지에 손을 올리고 천천히 빼면서 큰 싱잉볼로 교체합니다. 1분간 문지르거나, 잔잔하게 5초 간격으로 세 번 두드린 후 20초 기다리거나 소리가 거의 사라질 때까지 기다립니다. 이 과정을 다른 쪽 허벅지에도 반복합니다.

③ 한쪽 다리의 정강이뼈 부분에 큰 싱잉볼을 올려놓고, 싱잉볼을 문지르거나 5초 간격으로 세 번 두드린 후 20초 기다리거나 소리가 거의 사라질 때까지 기다립니다. 반대쪽 종아리도 같은 방법으로 반복합니다. (덩치가 큰 고객의 경우, 먼저 한쪽 허벅지와 종아리를 작업한 후, 다른 쪽으로 넘어가는 것이 더 수월할 수 있습니다.)

④ 더 심화된 테크닉으로, 몸 앞부분의 차크라에서 아래로 이동해 내려가면서 허벅지와 발 아랫부분까지 이동해, 큰 싱잉볼을 문지르거나 두드려 자극을 줄 수 있습니다. 가슴 차크라부터 시작하여 5초 간격으로 두드리면서 큰 싱잉볼을 다음 차크라로 이동합니다.

몸의 뒷부분 치료

① 고객에게 천천히 엎드려 누울 수 있도록 안내합니다.

② 작은 싱잉볼을 바닥이나 테이블 위, 왕관 차크라에서 약 10cm

위에 놓고, 5초 간격으로 세 번 두드려 줍니다. 마지막 두드림 후, 약 20초 정도 기다리거나 소리가 거의 사라질 때까지 기다립니다. 이때 고객의 치유 상태가 깨지지 않도록 최대한 부드럽게 치는 것이 중요합니다.

③ 큰 싱잉볼을 이용해 제3의 눈 차크라를 힐링합니다. 한 손에 큰 싱잉볼을 들고, 다른 손은 주먹을 쥐고 새끼손가락 쪽으로 치거나, 천으로 싸인 해머로 두드립니다. 진동하는 싱잉볼을 머리의 왼쪽에서 오른쪽으로 약 8~10cm 간격으로 떨어져 아치 형태로 움직이며, 후두부의 골격(머리 뒤쪽의 두개골과 척추가 만나는 지점)을 따라 원을 그리듯이 움직입니다. 이 과정을 세 번 반복한 후, 20초 기다리거나 소리가 거의 사라질 때까지 기다립니다.

④ 소리가 완전히 사라지고 깊은 비움의 상태, 고요한 순야타 (Shunyata) 상태가 되면, 2단계를 반복합니다.

⑤ 큰 싱잉볼을 어깨 위쪽과 목의 연결부에 있는 목 차크라 뒤편에 놓고, 5초 간격으로 3번 두드려 줍니다. 마지막으로 두드린 후, 약 20초 정도 기다리거나 소리가 거의 사라질 때까지 기다립니다.

⑥ 큰 싱잉볼을 가슴 차크라 위에 놓고 5초 간격으로 세 번 두드려 줍니다. 마지막 두드린 후, 약 20초 정도 기다리거나 소리가 거의 사라질 때까지 기다립니다. 그리고 2단계를 반복해 줍니다.

⑦ 큰 싱잉볼로 2단계의 방법을 다시 수행하며, 차크라를 따라 태양 신경총, 천골, 뿌리 차크라 순으로, 차례대로 진행합니다. 몸 아래쪽을 작업할 때, 왕관 차크라와의 거리 때문에 작은 싱잉볼과 큰 싱잉볼 사이를 오가기 어려울 수 있습니다. 만약 도와주는 사람이 있다면, 2단계에서 설명한 대로 작은 싱잉볼을 왕관 차크라

에서 치는 것을 대신해 줄 수 있습니다.

⑧ 큰 싱잉볼을 한쪽 엉덩이 위에 올린 후, 5초 간격으로 세 번 두드려 줍니다. 마지막으로 두드린 후, 약 20초 정도 기다리거나 소리가 거의 사라질 때까지 기다립니다. 그다음, 2단계를 한 번 반복한 후 반대쪽 엉덩이에도 동일하게 진행합니다.

⑨ 큰 싱잉볼을 허벅지 뒤편에 올린 후, 5초 간격으로 세 번 두드립니다. 마지막으로 두드린 후, 약 20초 정도 기다리거나 소리가 거의 사라질 때까지 기다립니다. 그다음, 2단계를 한 번 반복한 후 반대쪽 허벅지에도 동일하게 진행합니다.

⑩ 큰 싱잉볼을 무릎 뒤편에 올린 후, 5초 간격으로 세 번 두드려 줍니다. 마지막으로 두드린 후, 약 20초 정도 기다리거나 소리가 거의 사라질 때까지 기다립니다. 그다음, 2단계를 한 번 반복한 후 반대쪽 무릎에도 동일하게 진행합니다.

⑪ 큰 싱잉볼을 종아리 위에 놓고 5초 간격으로 세 번 두드려 줍니다. 마지막으로 두드린 후, 2단계를 한 번 반복합니다. 반대쪽 종아리에도 동일하게 진행합니다. (체격이 큰 고객의 경우에는 먼저 한쪽 엉덩이, 허벅지, 무릎, 종아리 순으로 작업한 후, 다른 쪽으로 넘어가는 것이 더 수월할 수 있음)

⑫ 숙련된 힐러라면 각 차크라 위치에서 큰 싱잉볼을 두들겨 약 1분 동안 문지르는 방법을 사용할 수 있습니다. 문지름으로 인해 발생하는 진동은 매우 효과적으로 전달하는 데 도움이 됩니다.

발바닥과 손바닥에 대한 테라피

① 고객의 다리를 구부리며 발을 자신의 허벅지나 받침대 등에 올립니다. 큰 싱잉볼을 발바닥 위에 놓고 5초 간격으로 세 번 두드립니다. 마지막으로 두드린 후, 약 20초 정도 기다리거나 소리가 거의 사라질 때까지 기다립니다. 이 과정에서 치유 에너지가 고객의 다리를 따라 위로 올라갈 것입니다. 반대쪽 발바닥에도 동일하게 합니다. (숙련된 힐러는 싱잉볼을 30초에서 1분간 문지르고 20초간 진동이 완전히 사라지길 기다렸다가 다음 단계로 넘어갈 수도 있습니다.)

② 큰 싱잉볼을 고객의 손바닥에 놓고 5초 간격으로 3번 두드립니다. 마지막으로 두드린 후, 약 20초 정도 기다립니다. 손바닥 위에 놓인 싱잉볼의 균형을 잡기 힘들다면, 천을 접어 손 위에 놓아도 좋습니다. 이 단계에서 치유 에너지가 고객의 팔을 따라 위로 전달됩니다. 반대쪽 손에도 동일하게 진행한 후, 진동이 완전히 사라지면 추가로 1~2분 기다리며 테라피를 마칩니다.

두 개의 싱잉볼 깊게 문지르기 – 고급 테크닉

• 약 15~20분 소요

이 기술은 높은 수준의 숙련도를 요구하므로 고객에게 적용하기 전에 충분한 연습이 필요합니다.

두 개의 싱잉볼을 동시에 문지르는 기술이기에 두 싱잉볼의 사이즈 조화가 중요합니다. 대부분의 사람들은 두 개의 싱잉볼을 같은 방향으로 문지르는 것을 편리해하며, 이 테라피는 따뜻하게 데운 허브 패드를 고객의 몸에 올리기 전, 패드가 너무 뜨겁지 않은지 살펴봐야 합니다. 싱잉볼과 패드를 함께 사용하면 진동이 열기와 함께 깊숙이 전달될 것입니다.

이 테라피는 마사지 테이블에서 진행하는 것이 편리하지만, 바닥에서도 무리 없이 가능합니다. 고객 몸의 앞면, 뒷면, 모든 면에서 진행할 수 있으며, 어느 쪽이든 아래의 가이드에 따라 진행하면 됩니다.

준비물

- 서로 다른 음정을 지닌 지름 23~31cm의 싱잉볼 2개
- 가죽 스틱 (지름 3~5cm, 길이 15~30cm 정도는 가죽으로 싸인 형태)
- 지름 10~18cm, 두께 1cm 이하의 허브 패드 2개 (이완에 도움이 되는 허브 추천, 예: 라벤더)
- 미끄럼 방지 패드 2개

① 허브 패드를 원하는 온도로 가열하고 온도가 적절한지 본인의 피부에 대보며 확인합니다.

② 미끄럼방지 패드에 첫 번째 싱잉볼을 올린 후, 고객의 왕관 차크라에서 약 8~10cm 떨어진 곳에 둡니다. 마사지 테이블을 사용하는 경우, 얼굴 받침대 위쪽에 싱잉볼 쿠션을 함께 두어 진동이 약해지지 않도록 합니다.

③ 두 번째 싱잉볼을 허브 패드 위에 올려 고객의 가슴 차크라에 두고 순서에 맞춰 올려놓습니다. (순서: 가열된 허브 패드 → 미끄럼

방지 패드 → 지름 23~31cm의 싱잉볼)

④ 가죽 스틱을 양손에 하나씩 들고 왕관 차크라 쪽 싱잉볼을 1~2 분간 문지릅니다.

⑤ 왕관 차크라 쪽 싱잉볼을 문지르는 동안, 동시에 가슴 차크라 쪽 싱잉볼도 1~2분 문질러 줍니다. 왕관 차크라에는 2~4분, 가슴 차크라에는 1~2분 동안 진동이 전달되도록 합니다. 문지르고 나면 진동이 사라질 때까지 기다립니다.

⑥ 왕관 차크라 쪽에 있던 싱잉볼과 미끄럼 방지 패드, 허브 패드를 천골 차크라(복부 아래쪽)로 옮기고, 3단계에서 설명한 순서에 따라 몸 위에 올립니다. 만약 복부가 연한 경우(살이 많은 경우) 진동이 잘 전달되지 않을 수 있으므로, 치골 쪽에 배치하면 진동이 더 효과적으로 전달됩니다.

⑦ 가슴 차크라 쪽에 있는 싱잉볼을 1~2분 동안 문질러 줍니다. 이와 동시에 천골 차크라 쪽에 있는 싱잉볼도 1~2분 동안 계속 문지르고 진동이 완전히 사라질 때까지 기다립니다. 이렇게 하면 가슴 차크라는 2~4분, 천골 차크라는 1~2분의 진동을 전달하게 됩니다.

⑧ 고객이 바르게 누워 있다면, 가슴 차크라 쪽 싱잉볼과 미끄럼방지 패드, 허브 패드를 고객의 무릎 바로 위쪽 다리 사이에 놓습니다. 만약 고객이 엎드려 있다면, 이 싱잉볼을 무릎 뒤쪽에 놓습니다.

⑨ 천골 차크라 쪽 싱잉볼을 1~2분 동안 문지른 후, 계속해서 종아리나 무릎 쪽 싱잉볼을 1~2분 동안 문지르고 진동이 완전히 사라질 때까지 기다린 후, 싱잉볼을 조심스레 제거합니다. 결과적으

론 천골 차크라는 2~4분, 종아리나 무릎 쪽은 1~2분의 진동이
전달됩니다.

변형된 아기 자세

• 약 10~15분

이 테라피는 고객의 오라와 에너지 바디를 활성화하는 데 도움을 줍
니다. 먼저, 고객의 머리, 가슴, 복부, 고관절 부분에 2개의 긴 쿠션을
쌓아 기대게 합니다. 머리는 옆으로 돌려 쿠션에 뺨이 편안하게 닿도
록 하고, 팔꿈치는 바닥에 부드럽게 내려놓도록 합니다. 손은 힘을 빼
고 쿠션을 감싸듯이 안고, 눈은 감아달라 안내합니다. 이 자세는 등을
평평하게 만들어 싱잉볼을 올려놓기에 적합합니다. 이 테라피에서는
1~2개의 싱잉볼을 사용하며, 고객의 옆에 서거나 무릎을 꿇고 진행합
니다.

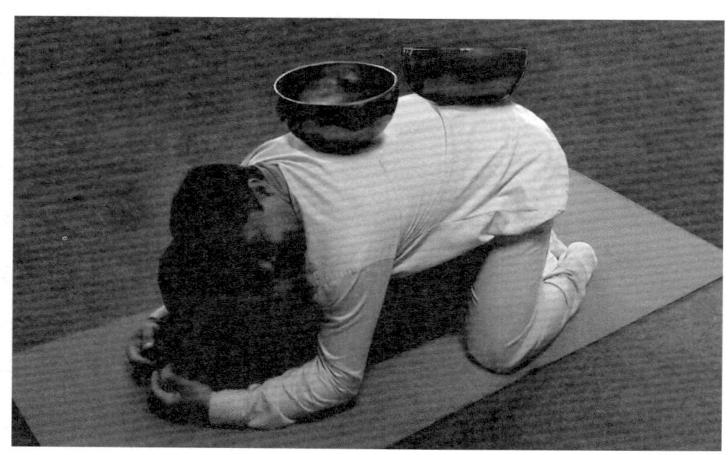

변형된 아기 자세

준비물

- 긴 쿠션 2개 (사이즈: 약 가로 80* 세로 35* 높이 23cm)
- 마사지 테이블 (선택 사항)
- 지름 20~30cm의 싱잉볼 2개 (음정 상관없음)
- 천으로 싸인 큰 해머
- 지름 4~8cm의 가죽으로 싸인 스틱

① 한 손을 허리 위에 부드럽게 올려놓습니다.

② 단단히 지지된 자세로 서 있거나 무릎을 꿇은 자세를 취한 후, 체중이 몸 전체에 고르게 실려 있음을 느껴봅니다. 턱, 얼굴, 어깨의 긴장을 풀고 긴 호흡을 3회 합니다. 고객과의 접촉에 의식을 집중하고 고객의 내부 신체 리듬에 맞추어 래포를 형성합니다. 이 과정은 약 2~3분 정도 소요합니다.

③ 손이 있던 자리에 싱잉볼을 올려놓고 약간 빠르게 세 번 두드립니다. 진동이 거의 사그라질 때까지 기다린 후, 1분 동안 문질러줍니다. 그 후, 진동이 완전히 사라질 때까지 기다립니다.

④ 하나의 싱잉볼만 사용할 경우, 천천히 싱잉볼을 어깨 쪽으로 옮깁니다. 한 손을 어깨 사이에 가져간 후 가만히 올리고, 싱잉볼을 그 자리에 놓습니다. 다시 싱잉볼을 약간 빠르게 3번 두드리고, 진동이 사라질 때까지 기다립니다. 이후 1분 동안 싱잉볼을 문지르고, 진동이 사라질 때까지 기다립니다.

⑤ 두 개의 싱잉볼을 사용할 경우, 첫 번째 싱잉볼은 허리의 아랫부분 위에, 두 번째 싱잉볼은 어깨 사이에 놓습니다. 이때 싱잉볼을

놓기 전, 싱잉볼을 올려놓을 위치에 잠시 손을 몇 초간 얹으며 치유하고자 하는 의도를 집중하며 전달합니다. 고객이 변화를 느끼지 못할 만큼 부드럽게 손을 싱잉볼로 바꾼 후 싱잉볼을 약간 빠르게 3번 쳐줍니다. 진동이 거의 사라질 때까지 기다리고 약 1분 동안 문질러 줍니다. 진동이 사라질 때까지 기다립니다. (참고: 허리 위에 올려두었던 싱잉볼은 사용하지 않습니다.)

⑥ 하나의 싱잉볼을 사용하는 경우, 1, 3, 4단계의 과정을 총 세 번 반복합니다.

⑦ 두 개의 싱잉볼을 사용할 경우, 3, 5단계를 총 세 번 반복합니다. (참고: 첫 번째 반복 후, 허리와 어깨의 싱잉볼은 그대로 두고 각각 두드리는 것과 문지르는 것을 반복하면 됩니다.)

⑧ 싱잉볼을 제거한 뒤, 고객이 요가의 송장 자세(사바사나, Savasana)로 등을 대고 누워 최소 2분 이상 휴식하게 합니다. 이렇게 하면 몸이 받은 소리의 진동을 고객의 몸에 충분히 받아들여질 수 있습니다. 고객이 누워 있는 동안 양손을 고객의 머리 양옆에 놓고, 손가락이 귀 양쪽을 감싸도록 합니다. 깊은 호흡으로 중심을 잡고, 천천히 세 번 숨을 들이쉬고 내쉽니다. 얼굴과 어깨에 힘을 빼고 당신의 의식을 손에 의식을 집중합니다. 서 있는 경우, 두 발을 바닥에 단단히 밀착시키고 자세를 잡아 몸의 균형을 맞춥니다. 앉아 있을 경우, 몸무게가 고르게 분산되도록 합니다. 고객과 접촉할 때, 작은 변화라도 느껴지는지 잘 살펴보세요. 이는 세포 레벨의 변화를 감지하기 위해서입니다. 외부적으로는 부드러워지거나 탄력이 좋아지는 등의 변화를 관찰할 수 있습니다. 고객의 호흡은 느려지고 깊어질 것입니다. 이는 몸이 진동에 반응하고 있다는 신호입니다.

두 개 이상의 싱잉볼로 힐링하기

이완 요법

• **약 15분 소요**

이완 요법은 몸의 혈액순환 균형을 맞추고, 몸 전체를 편안하게 하는 이완반응을 유도하는 요법입니다.

고객과 싱잉볼의 위치

고객에게 등을 바닥에 대고 다리를 편안하게 벌리고 누워 달라고 요청합니다. 팔과 손은 자연스럽게 몸 옆에 두거나 복부에 얹습니다. 더 편안함을 느낄 수 있게 하기 위해 고객의 무릎 아래에 놓아둘 수 있는 작은 베개를 준비해 두는 것이 좋습니다. 당신은 고객의 허리 오른쪽이나 왼쪽에 앉습니다. 싱잉볼은 다음의 그림과 사진과 같이 배치합니다. 싱잉볼 위치는 각각의 차크라와 상응하는 위치입니다.

이 테라피를 진행하는 동안 싱잉볼을 만지거나 위치를 변경하지 않도록 합니다. 시작 전에 싱잉볼을 고객의 몸에서 약 5~10cm 떨어진 곳에 두고 고객의 몸에 직접 접촉하지 않도록 주의하며, 진동을 방해할 수 있는 다른 물질이 닿지 않도록 배치되었는지 확인해 봅니다.

각 싱잉볼은 해당 차크라의 위치와 수평이 되도록 배치하며, 제3의 눈 차크라 위치의 싱잉볼을 놓을 때는 고객의 머리로부터 최소 15cm 이상 떨어져 있어야 합니다.

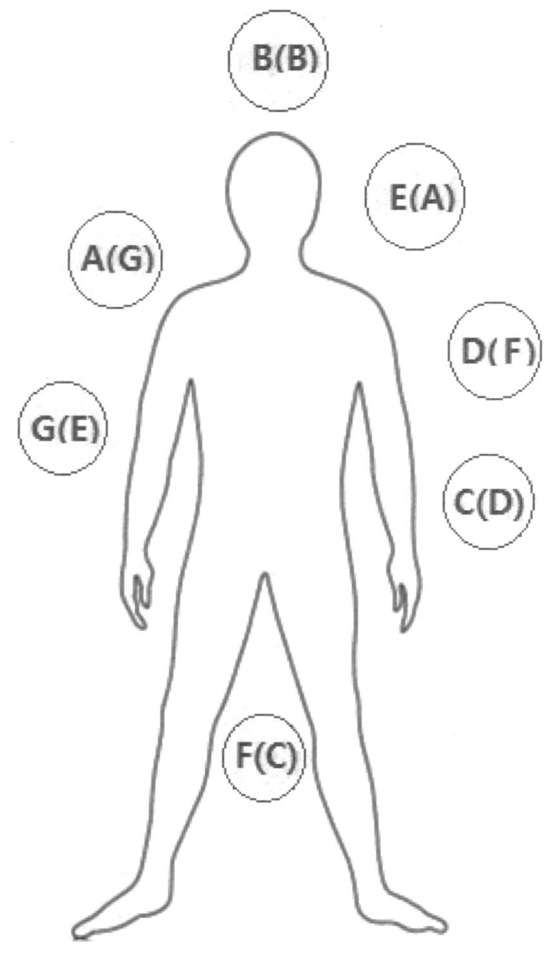

이완 요법의 싱잉볼 위치

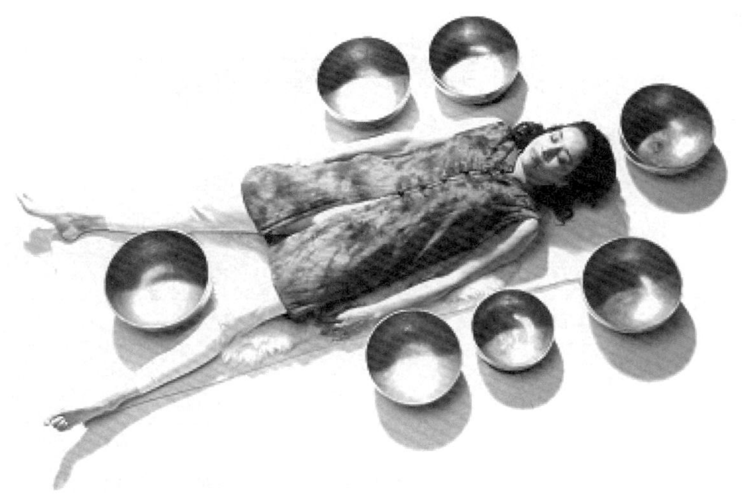

이완 요법의 고객과 싱잉볼의 위치

싱잉볼 치기

여러 노트를 가진 싱잉볼을 연속해서 칠 때는 각 싱잉볼을 약 5초 정도의 간격을 두고 쳐야 합니다. 싱잉볼의 진동이 울리는 5초 동안은 싱잉볼의 진동이 부드럽게 퍼지며 치유 효과가 일어나게 됩니다. 시간 제약이 있는 경우, 이 정지 시간을 줄일 수 있으나, 싱잉볼의 진동이 오래 지속될수록 효과가 훨씬 증가된다는 점을 염두에 두세요. 싱잉볼을 연속해 치는 하나의 시퀀스가 끝난 후, 다음 싱잉볼을 치기 전에 약 20초 정도 멈춰 줍니다.

Part 1. 이완하기

볼 개수	히말라야 노트	반복	치고 난 후 대기시간
4	B(B) F(C) D(F) G(E)	3	20초
5	B(B) F(C) D(F) G(E) C(D)	1	20초
4	B(B) F(C) D(F) G(E)	3	20초
6	B(B) F(C) D(F) G(E) C(D) A(G)	1	20초
4	B(B) F(C) D(F) G(E)	3	20초
3	C(D) A(G) E(A)	1	20초 이상, 소리가 사라질 때까지

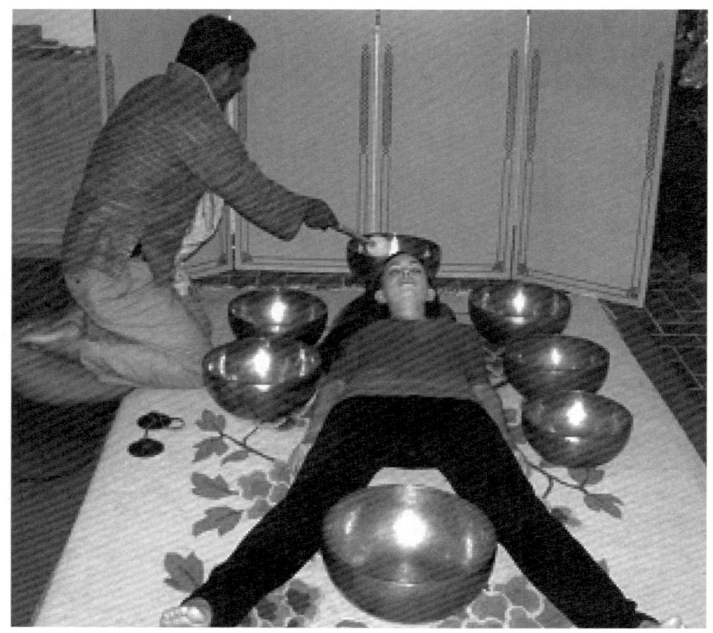

B(B)음의 싱잉볼 치기

Part 2. 하나씩 치기

볼 개수	히말라야 노트	반복	치고 난 후 대기시간
7	B(B) E(A) A(G) D(F) G(E) C(D) F(C)	1	20초 이상, 소리가 사라질 때까지

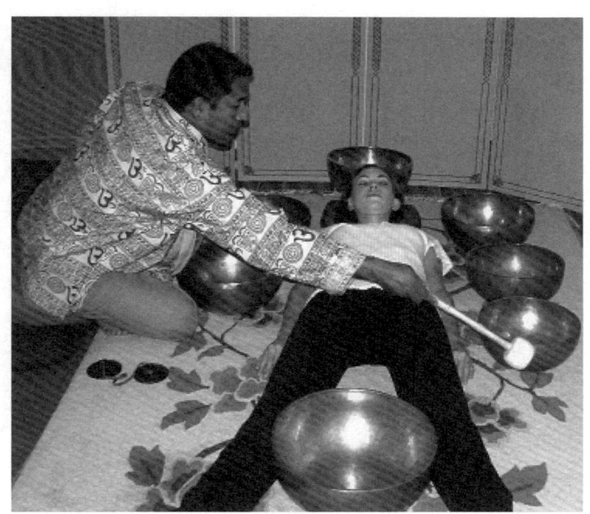

C(D)음의 싱잉볼 치기

Part 3. 거꾸로 치기

볼 개수	히말라야 노트	반복	치고 난 후 대기시간
7	F(C) C(D) G(E) D(F) A(G) E(A) B(B)	1	20초
2	F(C) B(B)	1	20초
4	D(F) G(E)	1	20초
3	C(D) A(G) E(A)	1	20초 이상, 소리가 사라질 때까지

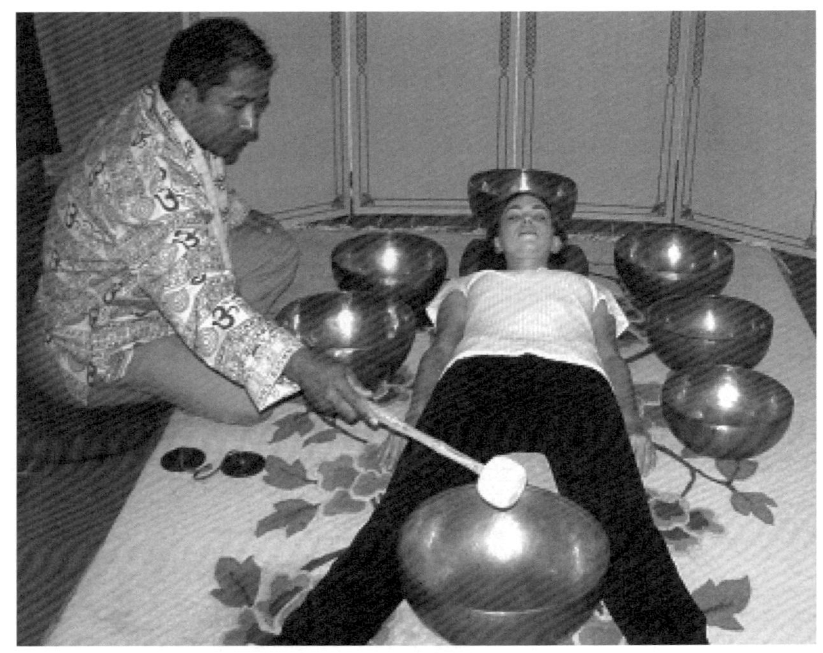

F(C)음의 싱잉볼 치기

마음을 평온하게 하는 추가적인 테크닉

이완 요법을 위해 싱잉볼 세트를 준비했다면, 비슷한 사이즈의 명상용 싱잉볼 7개를 다음 사진과 같이 고객의 머리 주위에 배치해 줍니다. 이 싱잉볼들은 테라피 도중 사용하며 더욱 평온한 마음 상태를 만들게 도와줄 수 있습니다. Part 2의 이완 요법이 끝난 후, 세 번째로 작은 싱잉볼, 두 번째로 작은 싱잉볼, 작은 싱잉볼을 연달아 부드럽게 치고 소리가 거의 사라질 때까지 기다립니다. 이때, 싱잉볼을 너무 세게 치면 이완 상태를 해칠 수 있음으로, 주의하도록 합니다. 소리가 거의 사라진 후, 두 번째로 큰 싱잉볼과 세 번째로 큰 싱잉볼, 네 번째로 큰 싱잉볼을 멈추지 않고 부드럽게 연달아 칩니다. 소리가 사그라질 때쯤 가장 큰 싱잉볼을 친 다음, 두 번째로 작은 싱잉볼과 네 번째 큰 싱잉볼을 각각 5초 간격으로 연달아 칩니다. 이후 Part 3의 이완 요법을 진행하며, 작은 싱잉볼을 이용한 시퀀스를 마지막에 반복한 후 마무리합니다.

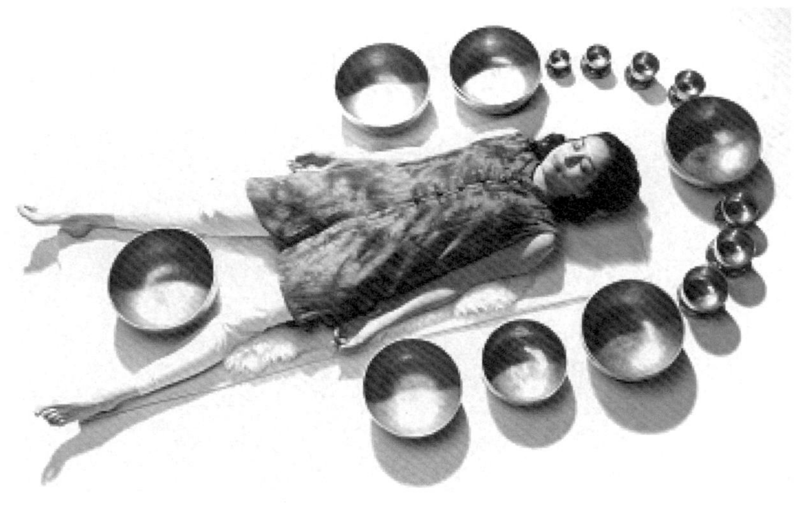

마음을 평온하게 하는 싱잉볼의 배치

치유 기도

• 약 7분 소요

이 테라피는 찬트(기도)와 싱잉볼을 함께 사용하는 방법으로, 고객이 호소하는 신체 또는 마음의 문제가 있는 곳으로 에너지가 흘러가게 됩니다. 이 테라피는 치유를 활성화하는 데 걸림돌이 되는 요소들을 제거해 줄 것입니다.

고객과 싱잉볼의 위치

고객에게 등을 대고 다리를 약간 벌려 편안히 눕도록 안내합니다. 팔과 손은 자연스럽게 몸 옆에 두고, 필요하다면 무릎 아래에 작은 베개를 놓아 고객에게 편안함을 더해줍니다. 당신은 고객의 허리 왼쪽이나 오른쪽에 자리 앉으며, 다음 사진과 같이 싱잉볼을 배치합니다.

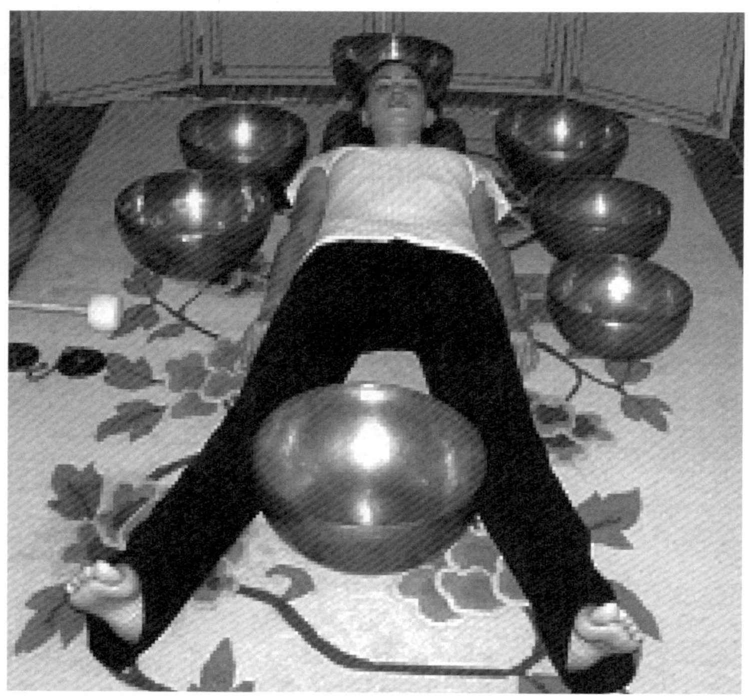

치유 기도 요법의 싱잉볼 위치

Part 1. 힐링 준비하기

C(D)음의 싱잉볼을 **천골 차크라** 위에 놓고 싱잉볼을 연주를 시작합니다. (C(D)음의 싱잉볼을 천골 차크라에 올리는 것은 선택 사항입니다. 고객의 상태에 따라 적합성을 판단한 후 적용해 주세요. 필요하지 않다면 해당 싱잉볼을 원래 위치에 두면 됩니다) 각 싱잉볼마다 5초 정도씩 머물며 2개의 멀티 노트 싱잉볼 시퀀스를 유지합니다.

볼 개수	히말라야 노트	반복	치고 난 후 대기시간
7	B(B) F(C) D(F) G(E) C(D) A(G) E(A)	1	20초
7	F(B) B(C) D(F) G(E) C(D) A(G) E(A)	1	20초 이상, 소리가 사라질 때까지

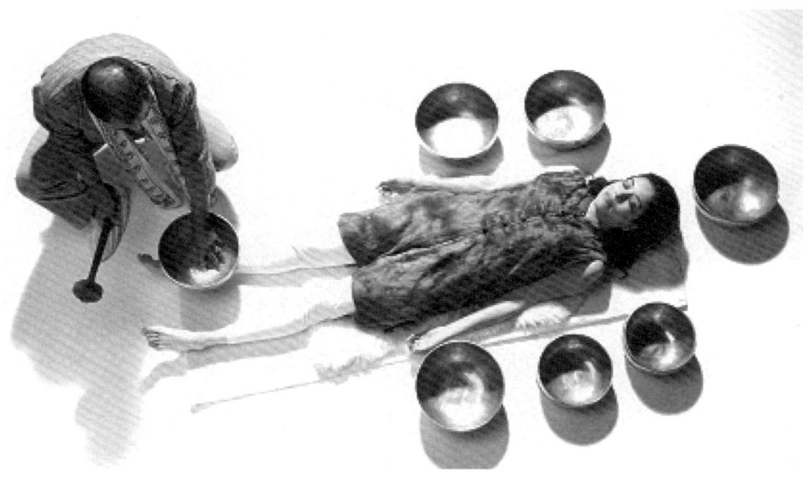

천골 차크라 위에 C(D) 싱잉볼을 올려놓는 장면

볼 개수	히말라야 노트	반복	치고 난 후 대기시간
7	F(C) C(D) G(E) D(F) A(G) E(A) B(B)	1	즉시 작은 싱잉볼을 연주

10~15cm 정도의 사이즈를 가진 싱잉볼을 **제3의 눈 차크라**로부터 5~7.5cm 정도 떨어트려 놓은 상태에서 싱잉볼을 해머로 두들기거나, 나무 또는 가죽 스틱의 가죽으로 싸인 부분으로 문지르며 연주합니다. 싱잉볼의 위의 가장자리 부분을 시계방향으로 천천히 문지르면서 가슴에서 우러나오는 치유의 만트라를 읊습니다. 고객의 상태에 맞는 적절한 만트라를 선택합니다. 진심 어린 마음으로 기도해야 합니다. 자신이 믿는 종교의 기도문을 사용하는 것도 가능하며, 만약 베딕 만트라를 히말라야 테라피 방식으로 사용하는 것이 좋다면, 두 개의 문화가 결합한 퓨전 방식으로 활용하여도 좋습니다.

베딕 만트라는 다음과 같습니다.
- 뿌리 차크라의 씨 만트라 - 람 (Lam: 맘과 비슷한 음)
- 천골 차크라의 씨 만트라 - 밤 (Vam: 맘과 비슷한 음)
- 태양신경총 차크라의 씨 만트라 - 람 (Ram: 맘과 비슷한 음)
- 가슴 차크라의 씨 만트라 - 얌 (Yam: 맘과 비슷한 음)
- 목 차크라의 씨 만트라 - 함 (Ham: 맘과 비슷한 음)
- 제3의 눈 차크라의 씨 만트라 - 옴 (Ohm: 홈과 비슷한 음)
- 왕관 차크라의 씨 만트라 - 침묵

　　이것은 눈에는 보이지 않는 힘으로, 만트라를 외울 때, 힐러에게 흘러들어오게 되는데, 당신은 어떠한 움직임이나 느낌이 몸으로 들어오는 것을 느낄 수 있을 것입니다. 이때 자신의 스승이나 가이드, 조언자, 신 등에게 이 에너지가 치유의 용도로 사용하기를 요청하면. 곧바로 치유의 에너지가 왕관 차크라를 통해 들어와 제3의 눈을 거쳐 고객을 치유하게 됩니다. 모든 에너지를 집중하여, 이 순간의 눈에는 보이지 않는 에너지가 고객의 몸과 마음 그리고 영적인 부분에 치유의 에너지로 작용하는 데에 초점을 맞춥니다.

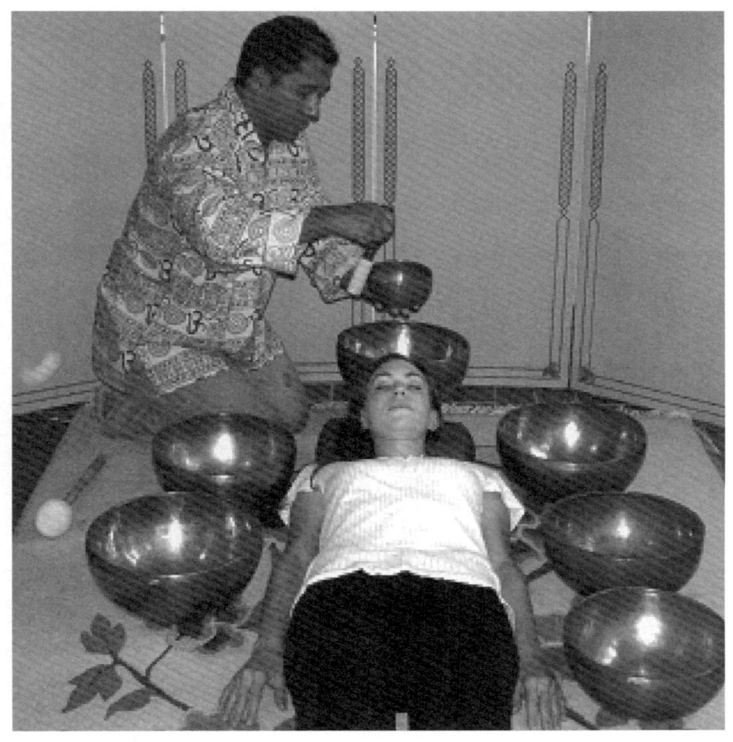

제3의 눈 위에서 싱잉볼을 치는 장면

차크라 힐링을 위한 만트라

차크라 치유를 위한 만트라를 읊을 때는, 머리와 가슴에서 울림을 느낄 정도로 가늘게 떠는 진동을 만들어 읊어야 깊이 있는 치유가 일어나게 됩니다.

물라다라 (Muladahara)

- 첫 번째 차크라: 뿌리 차크라 (Root Chakra)
- 이슈: 물질세계, 안전, 재정, 가정생활, 그라운딩
- 생리학: 허리 아래, 다리, 하위 성 기관, 부신
- 불균형일 때: 분노를 느낀다.
- 씨앗 만트라: 람(LAM)은 만트라의 진동을 통해 차크라의 균형을 유지한다.

스바디스타나 (Svadisthana)

- 두 번째 차크라: 천골 차크라 (Sacral Chakra)
- 이슈: 정서, 감정, 성 에너지, 창조성
- 생리학: 자궁, 난소, 대장, 소장, 비장
- 불균형일 때: 중독 행동, 우울, 불안, 일반적인 느낌에 무심하다.
- 씨앗 만트라: 밤(VAM)은 만트라의 진동을 통해 차크라의 균형을 유지한다.

마니뿌라 (Manipura)

- 세 번째 차크라: 태양신경총 차크라 (Solar Plexus Chakra)
- 이슈: 의지, 통제욕, 자존심, 자부심

- 생리학: 위, 췌장, 간, 쓸개(담낭), 비장, 신장
- 불균형일 때: 삶의 다양한 이슈들을 컨트롤하려 하며, 자기 존중이 낮고, 일어날 수 있는 일들에 대하여 비관적이다.
- 씨앗 만트라: 람(RAM)은 만트라의 진동을 통해 차크라의 균형을 유지한다.

아나하타 (Anahata)

- 네 번째 차크라: 가슴 차크라 (Heart Chakra)
- 이슈: 사랑, 동정심, 친절, 용서와 같은 미덕의 표현
- 생리학: 심장, 폐, 호흡, 알레르기, 면역체계
- 불균형일 때: 에너지가 하위 차크라로 흐르게 된다. 가슴 차크라를 여는 것은 필수적이다. 가슴은 상위 차크라의 높은 에너지를 인도하는 중심이며, 신성과 소통할 수 있는 통신 센터이다.
- 씨앗 만트라: 얌(YAM)은 만트라의 진동을 통해 차크라의 균형을 유지한다.

비슈다 (Vishudda)

- 다섯 번째 차크라: 목 차크라 (Throat Chakra)
- 이슈: 말로 에너지 표현, 기도를 통해 신성과 대화를 함, 타인과의 연결, 신성을 말로 표현
- 생리학: 목, 귀, 부비동, 알레르기, 갑상선, 부갑상선
- 불균형일 때: 모든 차크라에서 생성된 에너지가 방출되지 못함.
- 씨앗 만트라: 함(HAM)은 만트라의 진동을 통해 차크라의 균형을 유지한다.

아즈나 (Ajna)

- 여섯 번째 차크라: 눈썹 차크라 또는 제3의 눈 차크라 (Third Eye Chakra)
- 이슈: 투시력, 영적인 중심, 영혼의 중심, 심상화, 심령 의식, 신과의 대화, 명상, 직관, 내면의 이미지
- 생리학: 뇌하수체, 눈 자율신경계
- 불균형일 때: 에너지가 인류 봉사나 지구 치유가 아닌 자기 자신에게만 향하게 된다.
- 씨앗 만트라: 옴(OM)은 만트라의 신성한 에너지와 조화를 이루게 한다.

사하스라라 (Sahasrara)

- 일곱 번째 차크라: 왕관 차크라 (Crown Chakra)
- 이슈: 모두와 하나가 됨, 조화, 평화, 사랑, 얽매이지 않음, 집착하지 않음
- 생리학: 머리의 윗부분(백회), 송과선
- 에너지가 신성 쪽으로 흐르게 된다. 신성의 에너지를 이 차크라를 통하여 받아 하위 차크라로 내려온다.
- 씨앗 만트라: 침묵

차크라 발란싱

• 약 10~ 12분

이 테라피는 제3의 눈 차크라를 열어 내면의 통찰을 이끌어내는 테라피입니다. 제3의 눈 차크라가 열리면 당신의 내부와 외부에서부터 영향을 끼치고 있는 부정적인 에너지가 서서히 방출되며 그라운딩 상태로 들어가 차크라의 균형이 맞춰지게 됩니다. 이 테라피은 고혈압, 우울증, 스트레스, 불면증에 도움이 된다는 임상 사례가 보고되고 있습니다.

고객과 싱잉볼의 위치

고객에게 등을 바닥에 대고, 다리를 편안하게 벌린 채 누워 달라고 요청합니다. 고객의 팔과 손은 자연스럽게 옆에 두거나 배 위에 편안히 놓도록 합니다. 고객의 편안함을 위해 무릎 아래에 작은 베개를 놓아줄 수 있도록 준비합니다. 당신은 고객의 엉덩이 옆, 즉 오른쪽이나 왼쪽에 앉습니다.

이 테라피에서는 싱잉볼은 몸에 직접 닿지 않습니다. C(D), E(A), A(G) 음의 싱잉볼은 옆으로 치워두고, B(B)와 F(C) 음의 위치를 반대로 바꾼 후 반복할 수도 있습니다(선택 사항). 그런 다음 약 10분 동안 Part 1~3을 반복하며 고객이 원하는 만큼 차크라 힐링 작업을 진행합니다. 싱잉볼의 위치는 다음의 사진과 같이 배치합니다.

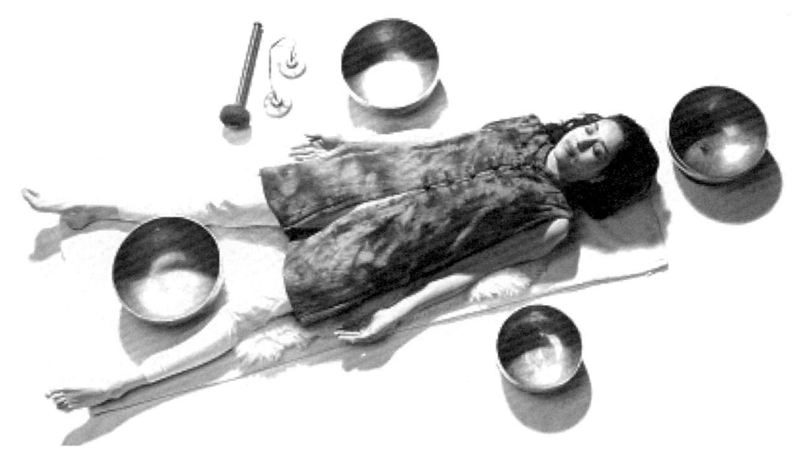

차크라 발란싱 테라피의 싱잉볼 위치

Part 1. 가슴에서 가슴으로 치유 에너지를 나누기

이 파트에서는 고객과 힐러 사이에 치유 에너지를 생성하기 위해 다음과 같이 진행합니다.

볼 개수	히말라야 노트	반복	치고 난 후 대기시간
2	B(B) F(C) or F(C) B(B)	1번	5초
2	D(F) G(E)	3번 빠르게	1~2초

싱잉볼 한 세트의 진동이 퍼지는 동안, 띵샤를 다음 방법과 같이 연주합니다. 띵샤를 당신의 가슴 차크라에서 약 한 발짝 정도 떨어진 위치로 가져간 후, 살짝 칩니다. 진동이 퍼지는 동안, 띵샤의 오목한 부분을 당신의 가슴 앞에 두고, 조금씩 움직여 약 10cm 정도 떨어진 곳까지 띵샤의 진동이 가슴에서 점차 멀어지도록 합니다. 이후 띵샤를 치

며 고객의 가슴으로부터 5~7cm 정도 떨어진 곳에 위치시킵니다. 그리고 띵샤를 움직이는 방법은 다음과 같이 움직입니다.

- 고객의 **목 차크라**
- 고객의 **제3의 눈 차크라**
- 고객의 **천골 차크라**
- 고객의 **목 차크라** 뒤쪽
- 고객의 **제3의 눈 차크라**
- 끝으로 당신의 **가슴 차크라**

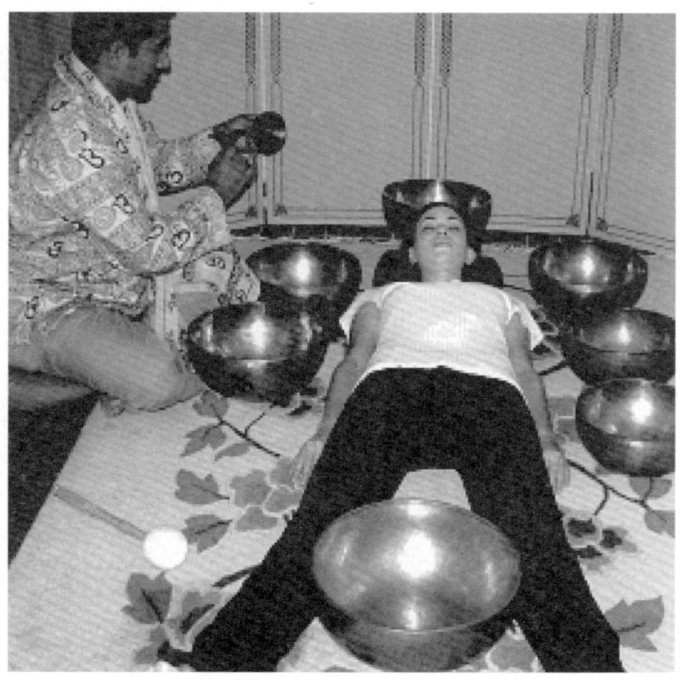

힐러의 가슴에서 고객의 가슴으로 띵샤를 움직이기

Part 2. 제3의 눈 차크라 열기

이 파트의 목적은 당신의 직관을 알아차리는 것입니다.

볼 개수	히말라야 노트	반복	치고 난 후 대기시간
2	B(B) F(C) or F(C) B(B)	1번	10초
2	D(F) G(E)	3번 빠르게	1~2초

싱잉볼이 진동하는 동안 띵샤를 칩니다. 띵샤를 고객의 **제3의 눈**으로부터 15cm 정도 떨어진 위치에서 친 후, **제3의 눈**에서 2.5cm 떨어진 곳으로 빠르게 이동합니다. 이후 띵샤는 싱잉볼이 연주되는 동안 **목 차크라**로 이동하며, 천골 차크라까지 내려갔다가 다시 **목 차크라**에 돌아오고, **제3의 눈 차크라**로 돌아옵니다. 천천히 띵샤를 이마에서 15cm 정도를 떨어진 곳으로 끌어올린 후, 소리가 점점 사라질 때까지 그대로 유지합니다.

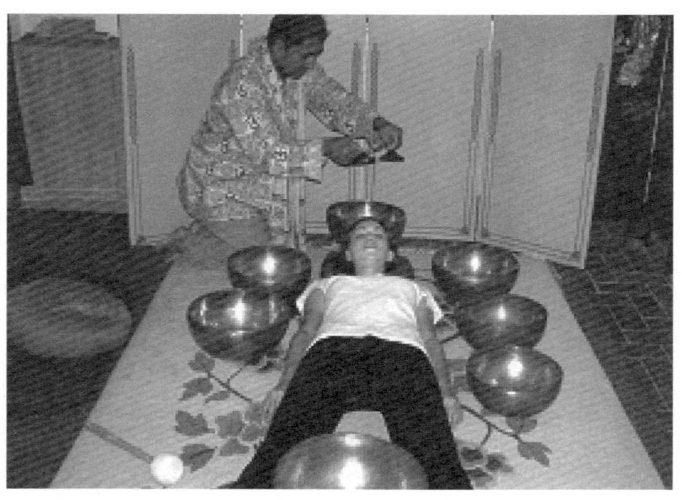

제3의 눈 차크라 위에서 띵샤 연주하기

Part 3. 차크라 발란싱

이 파트의 목적은 차크라 센터 간의 조화와 균형을 이끌어내기 위함입니다.

볼 개수	히말라야 노트	반복	치고 난 후 대기시간
2	B(B) F(C) or F(C) B(B)	1번	10초
2	D(F) G(E)	3번 빠르게	1~2초

싱잉볼의 진동이 울리는 동안 띵샤를 칩니다. 고객의 천골 차크라에서 약 15cm 떨어진 지점에서 시작하여, 천골 차크라에서 2.5cm 정도 떨어진 지점으로 빠르게 이동합니다. 띵샤는 싱잉볼의 울리는 동안 목 차크라로 올라갔다가 제3의 눈 차크라로 올라간 후, 다시 목 차크라, 천골 차크라로 돌아옵니다. 마지막으로 띵샤를 천천히 이마에서 15cm 정도 떨어진 위치까지 끌어올립니다.

따뜻한 물 테라피

• 약 15분

물은 싱잉볼의 긍정적인 파동이 고객에게 잘 전달되도록 돕습니다. 따뜻한 물을 사용할 경우 물이 너무 뜨겁지 않고 적당히 따뜻해야 한다는 것을 명심하세요. 따뜻한 물이 들어간 싱잉볼을 고객에게 올려놓기 전, 반드시 자신의 피부에 먼저 테스트하여 물 온도를 확인해야 합니다. 필요하다면 차가운 물을 넣어 온도를 맞추거나, 따뜻한 물을 유지하기 위해 전기 주전자를 사용할 수도 있습니다. 물을 채운 싱잉

볼을 제3의 눈 차크라, 손바닥, 또는 발바닥 위에 올릴 때는 세심한 주
의가 필요합니다.

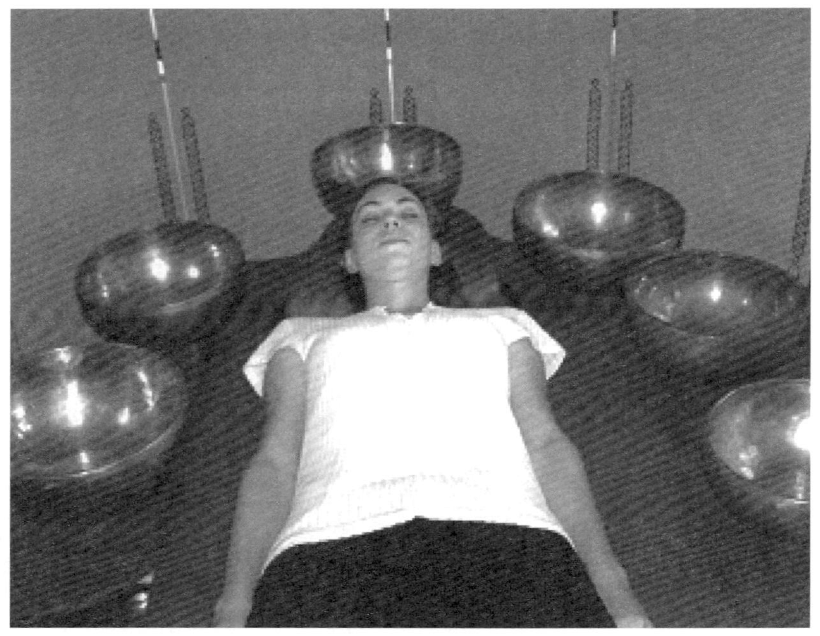

따뜻한 물 테라피의 싱잉볼 배치

고객과 싱잉볼의 위치

고객에게 등을 바닥에 편안하게 대고 누운 상태에서 다리를 약간 벌
리고, 팔과 손은 몸 옆에 자연스럽게 두도록 안내합니다. 고객의 편안
함을 위해 무릎 아래에 작은 베개를 놓아주어도 좋습니다. 당신은 고
객의 엉덩이 옆 부분(오른쪽 또는 왼쪽)에 앉을 수 있습니다. 싱잉볼은
사진과 같이 배치합니다.

싱잉볼들을 몸에서 5~10cm 정도 떨어트려 배치하지만, 고객의 몸이나 싱잉볼의 진동을 저해할 다른 물질은 만지지 않습니다. 각각의 싱잉볼은 해당 차크라 레벨에 맞는 위치에 배치합니다. 제3의 눈 위치에 배치할 싱잉볼은 고객의 머리로부터 15cm 이상 떨어트려 배치해야 합니다. 고객에 따라 20~25cm의 적당한 노트의 싱잉볼을 선택한 후, 4분의 1 정도를 따뜻한 물로 채웁니다. 이 싱잉볼은 고객의 몸 위에 올려지게 될 것이며, 싱잉볼이 연주되는 동안 다중 음으로 중첩된 진동을 만들어 낼 것입니다. 물이 채워진 싱잉볼을 고객의 몸 위에 올려놓고 당신의 손가락으로 싱잉볼의 바닥 부분을 지지합니다. 몸의 굴곡에 따라 싱잉볼을 약간씩 기울여 균형을 조절하여 사용할 수도 있습니다.

Part 1. 따뜻한 물 테라피(앞)

[첫 번째 다리]

볼 개수	히말라야 노트	반복	치고 난 후 대기시간
7	B(B) E(A) A(G) D(F) G(E) C(D)	3번 부드럽게	20초 + 몇 초

싱잉볼을 순서대로 연달아 친 후, 따뜻한 물이 담긴 싱잉볼을 고객의 아래쪽 정강이(왼쪽 또는 오른쪽) 피부에 댑니다. 그리고 빠르게 3회 연주하여 진동이 약 10~20초간 고객의 신체에 고르게 퍼지도록 합니다. 이어서 정강이에서 다리 쪽으로 뼈를 피하여 올라와 싱잉볼을 다시 한번 친 후, 조금 더 올라가 무릎 위에서도 싱잉볼을 연주하며 마지막으로 허벅지에서 싱잉볼을 울립니다.

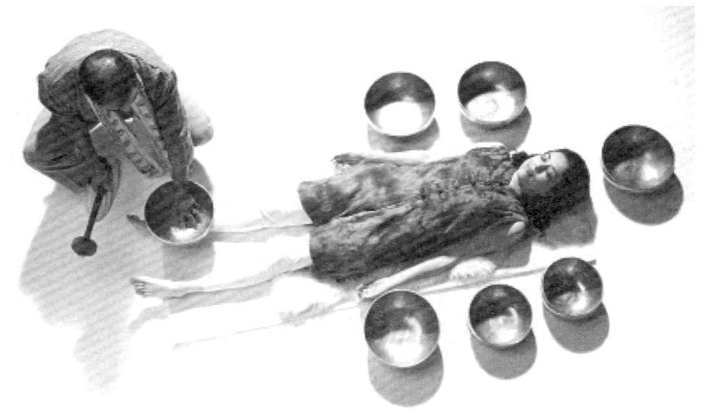

따뜻한 물을 채운 싱잉볼을 고객의 다리 위에 올려놓기

[두 번째 다리]

볼 개수	히말라야 노트	반복	치고 난 후 대기시간
7	B(B) E(A) A(G) D(F) G(E) C(D) F(C)	3번 부드럽게	20초 + 몇 초

위의 순서를 반복한 후, 고객의 나머지 발을 당신의 무릎 위에 올리고, 그 위에 따뜻한 물을 채운 싱잉볼을 올려놓습니다. 필요에 따라 고객의 다리를 이동시키며 추가로 필요한 부위에 싱잉볼을 올려 테라피를 진행해도 좋습니다. 싱잉볼을 치는 방법 대신 부드럽게 문지르는 방법을 사용하면 더욱 깊은 치유 효과가 일어나게 됩니다.

[다섯 차크라]

볼 개수	히말라야 노트	반복	치고 난 후 대기시간
7	B(B) E(A) A(G) D(F) G(E) C(D) F(C)	3번 부드럽게	20초 + 몇 초

천골, 태양신경총, 가슴, 목 아래, 미간(제3의 눈) 위에 물을 채운 싱잉볼을 각각 올려놓습니다. 각 싱잉볼을 부드럽게 3회 쳐서 소리가 퍼지도록 합니다.

Part 2. 따뜻한 물 테라피(등)

시작하기 전에 F(C)음을 제거한 후, 고객에게 배를 돌려 눕도록 안내합니다. 이때 다리에 받치고 있던 베개는 치워야 할 수도 있습니다.

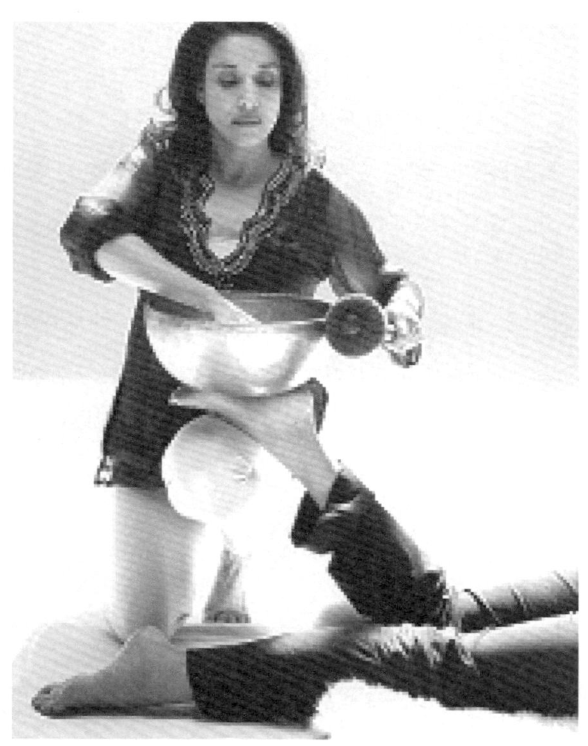

발 위에 따뜻한 물 테라피를 적용시키는 위치

[첫 번째 다리]

볼 개수	히말라야 노트	반복	치고 난 후 대기시간
6	B(B) E(A) A(G) D(F) G(E) C(D)	1번 부드럽게	20초 + 몇 초

위의 순서대로 싱잉볼을 친 후, 다른 싱잉볼에 물을 채워 첫 번째 다리의 발바닥 위에 올려놓습니다(사진 참고). 그런 다음, 빠르게 3회 친 후 진동이 천천히 사라지도록 10~20초간 기다립니다. 이후 싱잉볼을 조금 위로 이동시키고, 각 위치에서 3번 정도를 쳐줍니다.

[두 번째 다리]

볼 개수	히말라야 노트	반복	치고 난 후 대기시간
6	B(B) E(A) A(G) D(F) G(E) C(D)	1번 부드럽게	20초 + 몇 초

위 순서를 반복한 후, 나머지 발을 당신의 무릎 위에 올려놓고 따뜻한 물이 채운 싱잉볼을 올립니다. 필요에 따라 다리를 이동시키면서 추가로 필요한 위치에 싱잉볼을 올려놓고 테라피를 진행해도 괜찮습니다. 싱잉볼을 치는 대신 문지르는 방법을 사용할 수 있으며, 이 경우 더 깊은 치유 효과를 경험할 수 있습니다.

[척추와 어깨]

볼 개수	히말라야 노트	반복	치고 난 후 대기시간
6	B(B) E(A) A(G) D(F) G(E) C(D)	1번 부드럽게	20초 + 몇 초

위의 순서를 반복한 후, 꼬리뼈 위에 따뜻한 물을 채운 싱잉볼을 올려놓고, 시퀀스의 첫 번째 음인 B(B)음의 싱잉볼을 칩니다. 이 진동은 고객에게 편안하게 전달되게 됩니다. 이후 따뜻한 물이 담긴 싱잉볼을 빠르게 3회 쳐 진동이 10~20초 동안 천천히 퍼지도록 둡니다. 당신은 척추를 따라 조금씩 움직이며 각각의 위치에서 3번씩 빠르게 칠 수 있을 것입니다. 이때 매번 진동이 퍼지도록 10~20초 정도 기다려줍니다. 싱잉볼을 치는 대신 문지르는 방법을 사용할 수 있으며, 이는 더 깊은 치유 효과를 가져옵니다.

척추의 윗부분에 도달하면 처음에 울렸던 싱잉볼로 등 전체를 마사지할 수 있습니다. 이후 다시 등으로 돌아가 약 90도 정도 돌리며 어깨를 거쳐 등 아랫부분으로 내려갑니다.

이 방법은 근육 깊숙이 침투하여 긴장을 완화하는 데 도움이 되는 진동을 보내게 됩니다. 당신은 이 방법으로 필요에 따라 등 전체를 마사지할 수 있습니다. 마지막으로, 따뜻한 물이 채워진 싱잉볼을 등에서부터 꼬리뼈까지 소리가 사라질 때까지 규칙적으로 천천히 치면서 내려가 이 테라피의 마무리를 합니다. 당신은 원하는 만큼 반복해 B(B), E(A), A(G), D(F) 음을 연달아 치며 힐링 세션을 진행할 수 있습니다.

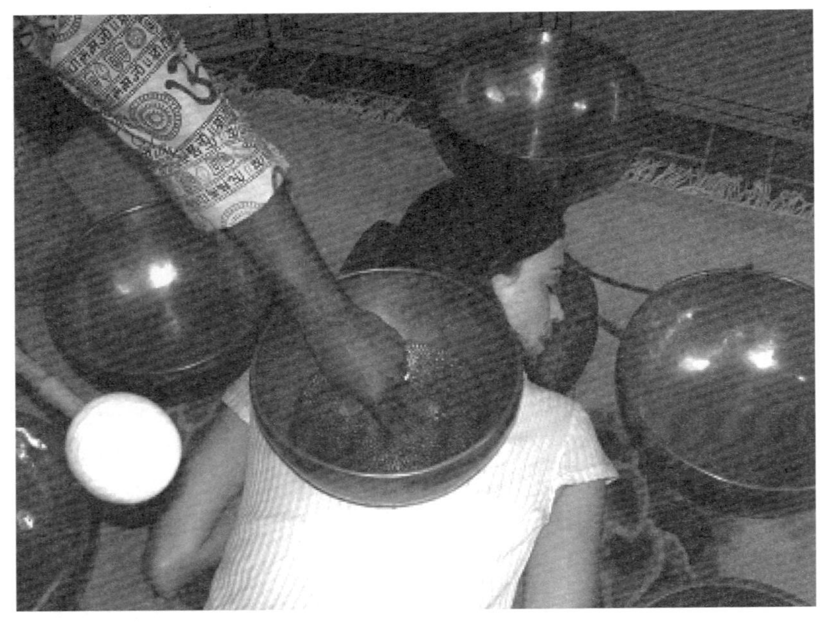

등위에 따뜻한 물을 채운 싱잉볼을 올려놓기

[세션 마무리하기]

볼 개수	히말라야 노트	반복	치고 난 후 대기시간
6	B(B) E(A) A(G) D(F) G(E) C(D)	1번 부드럽게	20초 + 몇 초

위의 순서대로 싱잉볼을 치고 난 뒤, 진동이 천천히 사라져갈 때 당신이 전통적으로 사용하고 있는 주문(만트라)을 외웁니다. 조용히 싱잉볼을 당신의 옆쪽으로 정리하고, 고객이 원할 때 천천히 몸을 돌려 일어날 수 있도록 합니다. 마무리 과정은 세션 시작 전에 고객에게 미리 안내하며, 고객이 편안하게 준비가 되었을 때 스스로 일어날 수 있도록 합니다.

차크라 정화하기

- **약 30분**

이 기술은 일곱 차크라의 내부 에너지 중 다섯 차크라(뿌리, 천골, 태양신경총, 가슴, 목)를 정화하는 방법입니다. 이 과정을 위해 5개의 싱잉볼을 고객의 등 부분에 배치합니다. 이때 각 차크라 에너지의 순환을 정화하기 위해 싱잉볼을 사용해 진동을 유지할 수 있습니다.

고객 위치

고객에게 엎드려 눕도록 하며, 얼굴은 아래로 향하게 하고, 무릎과 발은 함께 붙이도록 부탁합니다. 팔과 손은 몸 옆쪽이나 머리 아래, 또는 고객이 편안한 곳에 두도록 합니다. 고객의 편의를 위해 고객의 다리, 가슴, 배 아래에 놓을 수 있는 베개를 미리 배치해 둡니다. 이때 당신은 고객의 엉덩이 옆(왼쪽 또는 오른쪽)에 앉을 수 있습니다.

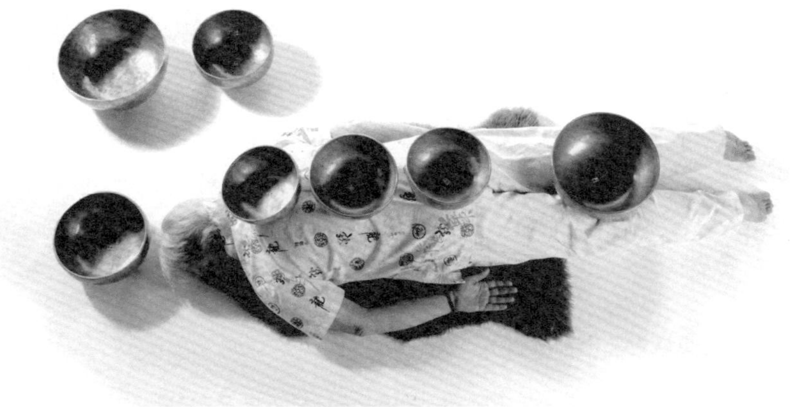

차크라 정화를 위한 싱잉볼 배치

싱잉볼의 위치

다음과 같이 각 위치에 싱잉볼을 배치하면서, 당신의 손에 치유의 에너지가 깃들기를 염원합니다. 이때 치유의 의도에 초점을 맞춥니다.

> F(C) - 무릎 뒤
> B(B) - 머리 위쪽 바닥 (치유의 터치가 필요하지 않음)
> C(D) - 천골의 뒤
> G(E) - 태양신경총의 뒤
> D(F) - 가슴의 뒤

세션을 마칠 때쯤 쉽게 사용할 수 있도록 A(G)음과 E(A)음의 싱잉볼을 근처에 배치합니다.

싱잉볼 치기

이 세션에서는 천으로 싸인 해머와 주먹 안쪽(소지) 부분을 사용합니다. 부드럽게 싱잉볼을 치며 몇 초 간격으로 다음 싱잉볼을 차례대로 칩니다. 연속해서 한 화음을 친 후, 약 20초간 진동이 서서히 사라지도록 기다립니다. 가능하다면, 아주 천천히 치면서 소리가 세션 시간 동안 계속 유지되도록 합니다.

내부 에너지 포인트 정화하기

① 고객의 무릎 뒤쪽에 위치한 F(C)음의 싱잉볼을 6번 칩니다. 한 번 칠 때마다 5~10초 정도 기다렸다가 쳐줍니다.

② F(C)음의 싱잉볼을 친 후 약 3초를 기다립니다. **천골** 위에 있는 C(D)음의 싱잉볼을 친 후 5~10초 정도 기다립니다. 이후 6번 정도 를 친 후 20초 이상을 기다립니다.

③ F(C)음의 싱잉볼을 친 후 3초간 기다립니다. **태양신경총** 위에 있는 G(E)음의 싱잉볼을 친 후 5~10초 정도 기다립니다. 이후 6번 정도 친 후 20초 이상 기다립니다.

④ F(C)음의 싱잉볼을 친 후 3초간 기다린 다음, **가슴** 위에 있는 D(F)음의 싱잉볼을 친 후 5~10초 정도 기다립니다. 이후 6번 정도 친 후 20초 이상 기다립니다.

⑤ A(G)음의 싱잉볼을 집어 들고 주먹의 소지 부분을 이용해 싱잉볼 을 칩니다. A(G)음의 싱잉볼은 몸에 닿지 않도록 하며, 두개골이 있 는 쪽과 목을 따라 천천히 이동하면서 진동이 해당 부위에 전달되 도록 합니다. 소리가 서서히 사라지면 F(C)음의 싱잉볼을 3번 정도 칩니다.

⑥ F(C)음의 싱잉볼을 친 후 3초간 기다립니다. 머리 위에서 B(B)음의 싱잉볼을 치고 5~10초 정도 머무릅니다. 이후 6번 정도 치고, 20 초 이상 기다립니다.

⑦ 머리 위에서 B(B)음의 싱잉볼을 6번 칩니다.

⑧ 소리가 사라져갈 때쯤 E(A)음의 싱잉볼을 집어 듭니다. G(E)음의 싱잉볼은 몸에 터치하지 않으며, 주먹의 바깥쪽을 이용해 싱잉볼을 칩니다. 두개골이 있는 쪽과 목을 따라 천천히 이동하면서 진동이 해당 부위에 전달되도록 합니다. 이 과정을 3회 반복합니다.

내부 에너지 포인트 그라운딩하기

이 세션의 진행 과정에서는 싱잉볼의 소리가 점차 사라져 갈 때 고객의 몸에서 싱잉볼을 하나씩 제거해 나갈 것입니다. 싱잉볼을 기울이며 부드럽게 들어 올려 고객의 몸에 더 이상 싱잉볼의 무게가 느껴지지 않도록 합니다.

① B(B)음의 싱잉볼을 머리 위에서 친 후, 3초간 기다립니다. 이후 D(F)음의 싱잉볼을 친 후, 5~10초 정도 기다립니다. 이 과정을 6번 정도 반복한 후, 20초 이상 기다리고 D(F)음의 싱잉볼을 치웁니다.

② B(B)음의 싱잉볼을 친 후 3초간 기다립니다. 그 후 태양신경총 위에 있는 G(E)음의 싱잉볼을 친 후 5~10초 정도 기다립니다. 이 과정을 6번 반복한 후 20초 이상 기다리고, G(E)음의 싱잉볼을 치웁니다.

③ B(B)음의 싱잉볼을 친 후 3초간 기다립니다. 그 후 천골 위에 있는 C(D)음의 싱잉볼을 친 후 5~10초 정도 기다립니다. 이 과정을 6번 반복한 후 20초 이상 기다리고, C(D)음의 싱잉볼을 치웁니다.

④ B(B)음의 싱잉볼을 친 후 3초간 기다립니다. 무릎 뒤쪽에 있는 F(C)음의 싱잉볼을 친 후 5~10초 정도 기다립니다. 이 과정을 6번 반복한 후 20초 이상 기다립니다.

⑤ F(C)음의 싱잉볼을 친 후 3초간 기다립니다. 이 과정을 6번 반복한 후 20초 이상 기다리고, F(C)음의 싱잉볼을 치웁니다.

스트레스와 우울증 테라피

• 약 30~45분

이 세션은 스트레스를 제거하고 평화를 가져다주며 우울감을 감소시키는 테라피입니다. 이 세션은 하나의 독립적인 힐링 세션으로 진행할 수 있습니다.

고객 위치

바닥에 천연 섬유로 된 깨끗한 카펫(러그)이나 담요를 깔고, 고객의 배가 바닥에 닿게 눕도록 합니다. 고객이 최대한 편안함을 느낄 수 있도록 필요에 따라 배치할 수 있는 베개를 준비합니다.

고객의 발과 다리가 쉽게 터치할 수 있는 위치에 놓고, 팔은 몸에서 15~30cm 정도 떨어진 곳에 편안하게 두도록 안내합니다. 손바닥은 하늘을 향하도록 하고, 양 손바닥으로 싱잉볼을 쥐게 합니다. 만약 고객의 손목이 약하거나 유연하지 않다면, 작은 수건을 활용해 싱잉볼을 잡는 것도 좋은 방법입니다. 당신은 고객의 오른쪽이나 왼쪽, 당신이 편한 쪽이나 방 구조상 편한 곳에 앉으면 됩니다.

싱잉볼 위치와 준비하기

각각의 싱잉볼이 제자리에 놓이면, 당신의 손에 치유 에너지가 실릴 수 있도록 의도하며 집중합니다. 먼저 한 손은 싱잉볼을 올릴 곳에 두고, 마음의 중립을 유지하면서 고객이 치유가 필요한 부위를 부드럽게 만집니다. 이 과정은 간단하지만, 효과적인 치유 에너지 전달 방법입니

다. 한 손을 통해 에너지가 전달됨과 동시에, 다른 손은 재빠르고 부드
럽게 싱잉볼의 무게를 고객 쪽으로 옮깁니다.

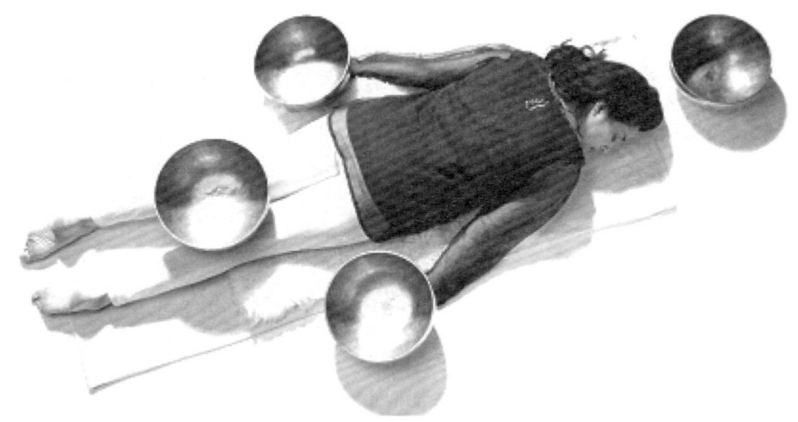

스트레스와 우울증 테라피의 싱잉볼의 위치

F(C) - 무릎 뒤에 배치

B(B) - 머리 위, 바닥에 배치 (치유의 터치가 필요하지 않음)

G(E) - 오른손 손바닥 위에 배치 (고객의 손목이 예민하다
면 작은 싱잉볼을 사용)

D(F) - 왼손 손바닥 위에 배치

세션의 끝을 쉽게 알릴 수 있도록 A(G)와 E(A)음의 싱잉볼과 띵샤
를 근처에 배치합니다.

싱잉볼 치기

이 세션에서는 천으로 감싼 해머와 주먹을 동시에 사용하여 진행합니다. 세션은 네 번의 전환되는 단계를 포함한 총 5개의 독립적인 단계로 구성되어 있으며, 가능한 한 천천히 진행하여 세션 내내 소리가 흘러나올 수 있도록 해주세요.

1단계: F(C), B(B), G(E), D(F)음을 순서대로 4개의 싱잉볼을 부드럽게 칩니다. 시계방향이나 반시계방향으로 연주해도 무방합니다. 각 싱잉볼을 칠 때마다 5~10초 정도 기다리며, 각 싱잉볼을 친 후에는 20초 정도 진동이 퍼질 수 있도록 기다립니다. F(C), B(B), G(E), D(F)음을 순서대로 4번 반복한 뒤, 20초 정도 기다립니다.

1단계가 마무리되면, 고객의 목덜미에 위치한 두개천골 포인트 주변을 앞뒤로 움직이며 띵샤를 가볍게 쳐줍니다. 이와 동시에 띵샤를 목덜미의 옆에서 옆으로 이동하며 진동이 목덜미에 전달되도록 합니다. 작은 내부 원을 그리듯 치유의 진동을 만들어 내게끔 회전시켜 줍니다. 띵샤를 돌리며 울려 퍼지는 진동을 아래로는 척추 중심까지 위로는 목덜미 주변까지 흘러가도록 고객의 몸 약 5~10cm 정도 위에서 유지합니다. 울림이 완전히 멈출 때까지 띵샤를 잡고 있다가 울림이 끝나면 띵샤를 왼손으로 옮겨 잡습니다.

2단계: F(C), B(B), G(E), D(F)음을 순서대로 4개의 싱잉볼을 부드럽게 칩니다. 시계방향이나 반시계방향으로 연주해도 무방합니다. 각 싱잉볼을 칠 때마다 5~10초 정도 기다리며, 각 싱잉볼을 친 후에는 20초 정도 진동이 퍼질 수 있도록 기다립니다. F(C), B(B), G(E), D(F)음을 순서대로 4번 반복한 뒤, 20초 정도 기다립니다.

2단계가 마무리되면, A(G)음의 싱잉볼을 손에 들어 부드러운 울림이 나도록 꽉 쥔 주먹으로 싱잉볼을 칩니다. 싱잉볼을 고객의 두개골에서 가장 근원인 머리 근처에 위치시킨 후, 왼쪽에서 오른쪽으로 곡선을 그리며 움직여 두개천골 지점에 진동이 보냅니다.

3단계: F(C), B(B), G(E), D(F)음을 순서대로 4개의 싱잉볼을 부드럽게 칩니다. 시계방향이나 반시계방향으로 연주해도 무방합니다. 각 싱잉볼을 칠 때마다 5~10초 정도 기다리며, 각 싱잉볼을 친 후에는 20초 정도 진동이 퍼질 수 있도록 기다립니다. F(C), B(B), G(E), D(F)음을 순서대로 4번 반복한 뒤, 20초 정도 기다립니다.

3단계가 마무리되면, 고객의 목덜미에 위치한 두개천골 포인트 주변을 앞뒤로 움직이며 띵샤를 가볍게 쳐줍니다. 이와 동시에 띵샤를 목덜미의 옆에서 옆으로 이동하며 진동이 목덜미에 전달되도록 합니다. 작은 내부 원을 그리듯 치유의 진동을 만들어 내게끔 회전시켜 줍니다. 띵샤를 돌리며 울려 퍼지는 진동을 아래로는 척추 중심까지 위로는 목덜미 주변까지 흘러가도록

고객의 몸 약 5~10cm 정도 위에서 유지합니다. 울림이 완전히
멈출 때까지 띵샤를 잡고 있다가 울림이 끝나면 띵샤를 왼손으
로 옮겨 잡습니다.

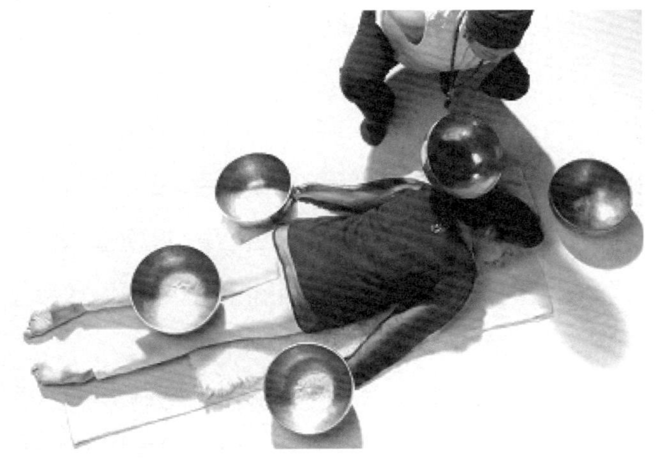

고객의 두개골 근처 머리 부분에 싱잉볼을 잡고 있기

4단계: F(C), B(B), G(E), D(F)음을 순서대로 4개의 싱잉볼을 부드럽
게 칩니다. 시계방향이나 반시계방향으로 연주해도 무방합니다. 각 싱
잉볼을 칠 때마다 5~10초 정도 기다리며, 각 싱잉볼을 친 후에는 20
초 정도 진동이 퍼질 수 있도록 기다립니다. F(C), B(B), G(E), D(F)음
을 순서대로 4번 반복한 뒤, 20초 정도 기다립니다.

4단계가 마무리되면, E(A)음의 싱잉볼을 손에 들어 부드러운
울림이 나도록 꽉 쥔 주먹으로 싱잉볼을 칩니다. 싱잉볼을 고객
의 두개골에서 가장 근원인 머리 근처에 위치시킨 후, 왼쪽에서

오른쪽으로 곡선을 그리며 움직여 두개천골 지점에 진동이 보냅니다. 공명하고 있는 싱잉볼을 가지고 척추를 따라 꼬리뼈 바로 위까지 따라 내려갑니다. 그 후에 다시 고객의 머리로 가져갑니다. 이와 같이 2회 반복해 줍니다.

5단계: F(C), B(B), G(E), D(F)음을 순서대로 4개의 싱잉볼을 부드럽게 칩니다. 시계방향이나 반시계방향으로 연주해도 무방합니다. 각 싱잉볼을 칠 때마다 5~10초 정도 기다리며, 각 싱잉볼을 친 후에는 20초 정도 진동이 퍼질 수 있도록 기다립니다. F(C), B(B), G(E), D(F)음을 순서대로 4번 반복한 뒤, 20초 정도 기다립니다.

치유의 진동이 사라져 갈 때, B(B)음의 싱잉볼을 부드럽게 한 번 칩니다. 그리고 소리가 완전히 사라지면, 손바닥 위에 올려져 있던 G(E)와 D(F)음의 싱잉볼을 조심스럽게 치워주세요. 치운 후 최소 5초씩 쉬어주며 B(B)음의 싱잉볼을 여러 번 두드려 주세요. 고객의 무릎 뒤에 놓여 있던 F(C)음의 싱잉볼을 치워주고, 이 싱잉볼은 바닥 아래에 두되, 고객의 발에는 닿지 않도록 주의합니다. 이후 싱잉볼을 여러 번 더 두드려 주세요.

이 테라피를 마무리하기 위해, G(E)와 D(F)음의 싱잉볼을 고객의 왼쪽과 오른쪽 손에서 치워주세요. 그다음, F(C)음의 싱잉볼을 고객의 무릎 사이에서 치우고, 발 사이에는 닿지 않도록 주의하여 잘 놓아둡니다.

① F(C)음의 싱잉볼을 치고 3초간 기다립니다. 이후 머리 위에서 B(B)음의 싱잉볼을 칩니다. 5~10초 정도 휴식 후, 이 순서를 총 6회 반복하며 연주합니다. 각 연주 후에는 20초 이상 진동이 지속되도록 유지합니다.

② B(B)음의 싱잉볼을 머리 위에서 6회 칩니다.

③ F(C)음의 싱잉볼을 잡은 후, 주먹으로 두드려 줍니다. 치유의 진동이 사라져가는 동안, 목덜미의 두개천골를 앞뒤로 움직이며 진동을 전달합니다. 이 과정에서 F(C)음의 싱잉볼을 계속 쳐줍니다.

싱잉볼 치우기

고객의 머리 부분과 무릎 부분에서 싱잉볼을 치울 때는 각별한 주의가 필요합니다. 절대로 갑자기 들어 올리지 말고, 항상 조심스럽게 다루어야 합니다. 싱잉볼을 들어 올릴 때는 천천히 각도를 유지하며 들어 올립니다.

분노, 공격성, 관절염, 고혈압을 완화하는 테라피

고객위치

바닥에 카펫(러그)을 깔아두고, 고객이 배를 바닥에 대고 편안하게 눕도록 하며 얼굴과 무릎은 바닥을 향하게 합니다. 고객에게 발은 함께 모으고, 팔은 편안한 위치에 두도록 부탁합니다. 고객이 최대한 편안함을 느낄 수 있도록 필요에 따라 배치할 수 있는 베개를 준비하며 당신은 고객의 허리 오른쪽이나 왼쪽 부분에 앉습니다. 세션 진행 전, 고객이 편안함을 느낄 수 있도록 금속이나 지퍼, 벨트, 장신구 등을 제거하고 편안한 옷으로 갈아입도록 지시합니다. 싱잉볼은 다음처럼 배치합니다.)

F(C) - 고객의 무릎 뒤

B(B) - 고객의 머리 위쪽 바닥

C(D) - 고객 등의 천골 위쪽

G(E) - 고객의 왼쪽 귀 근처(움직임)

D(F) - 고객 등의 가슴 윗부분

천골 위에 있는 C(D)음의 싱잉볼을 친 후, 고객의 왼쪽 귀 근처에 있는 G(E)음의 싱잉볼로 바꿔줍니다. 그리고 고객의 등 위의 태양신경총 위치에 올려져 있는 G(E)음의 싱잉볼을 친 후, 고객의 왼쪽 귀 근처에서 C(D)음의 싱잉볼을 칩니다.

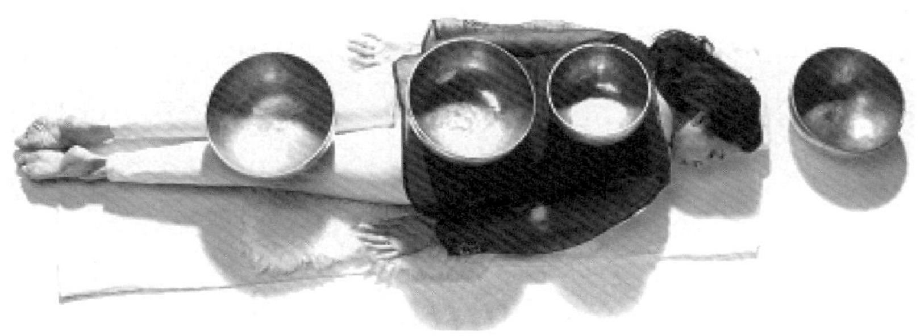

분노를 완화하는 테라피의 싱잉볼 위치 G(E)싱잉볼은 보이지 않음

싱잉볼 치기

차크라 밸런스 테라피는 중간의 4단계를 포함한 총 다개의 파트로 구성되어 있습니다.

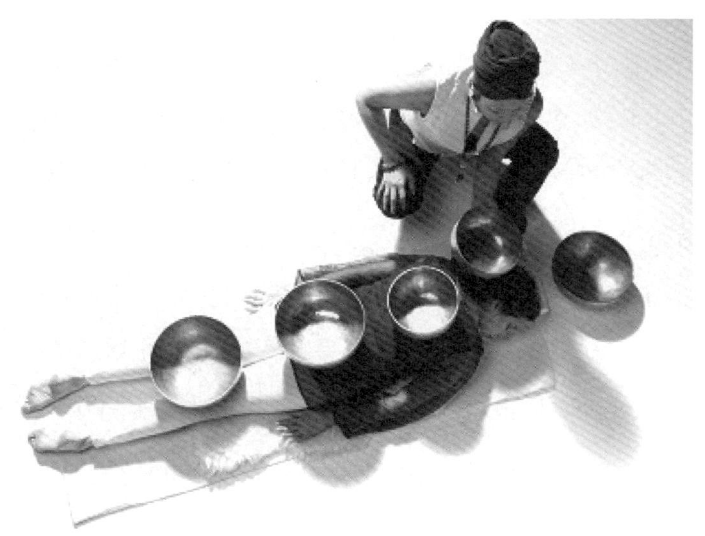

두개골이 시작되는 부분 근처를 G(E)싱잉볼로 움직여 준다.

① F(C), C(D), D(F), B(B)음의 싱잉볼을 4회 칩니다.

G(E)음의 싱잉볼을 손에 들고 고객의 왼쪽 귀 근처에 가져가 주먹으로 칩니다. 그 후, 고객의 머리 주변을 돌다가 척추를 따라 내려갑니다. 엉덩이까지 내려간 후 다시 척추를 따라 올라옵니다.

② B(B), D(F), C(D), F(C)음의 싱잉볼을 4회 칩니다.

G(E)음의 싱잉볼을 들고 고객의 왼쪽 귀 근처에 가져가 주먹으로 칩니다. 그 후, 고객의 머리 주변을 돌며 척추를 따라 내려갑니다. 엉덩이까지 내려간 후 다시 척추를 따라 올라옵니다. C(D)음의 싱잉볼로 교체하고 E음의 싱잉볼을 고객 등 쪽의 태양신경총 부분에 올려놓습니다. 그리고 D음의 싱잉볼을 고객의 왼쪽 귀 근처로 가져갑니다.

③ F(C), G(E), D(F), B(B)음의 싱잉볼을 4회 칩니다.

C(D)음의 싱잉볼을 들고 고객의 왼쪽 귀 근처에 가져가 주먹으로 칩니다. 그 후, 고객의 머리 주변을 돌며 척추를 따라 아래로 내려갑니다. 엉덩이까지 내려간 후 다시 척추를 따라 올라옵니다.

④ B(B), D(F), G(E), F(C)음의 싱잉볼을 4회 칩니다.

C(D)음의 싱잉볼을 들고 고객의 왼쪽 귀 근처에 가져간 뒤 주먹으로 칩니다. 고객의 머리 주위를 돌며 척추를 따라 아래로 내려갑니다. 엉덩이까지 내려간 후 다시 척추를 따라 올라옵니다.

⑤ B(B), D(F), G(E), F(C)음의 싱잉볼을 4회 칩니다.

⑥ 싱잉볼의 소리가 조용해지면, 고객의 등에서 D(F)음의 싱잉볼을 치

워줍니다. 그 후 5~10초 정도 기다립니다.

⑦ G(E)음의 싱잉볼을 고객의 등에서 제거합니다. 그리고 5~10초 정도를 기다립니다.

⑧ F(C)음의 싱잉볼을 고객의 뒤쪽 무릎에서 치운 후, 고객의 발에서 15cm 아래에 배치합니다.

⑨ F(C)음의 싱잉볼을 몇 차례 천천히 칩니다.

누운 자세

• 약 20~30분

이 테라피에서는 제3의 눈과 에너지 바디를 활성화하고 머리 윗부분과 뇌에 접근할 수 있도록, 고객이 등을 대고 바닥이나 마사지 테이블에 눕도록 안내합니다.

준비물

- 한 손에 올라가기 좋은 지름 20~30cm의 싱잉볼
- 천으로 싸인 큰 사이즈의 해머
- 가죽으로 싸인 큰 사이즈의 스틱
- 싱잉볼 쿠션과 미끄럼방지 패드 (필요할 경우)
- 7개의 싱잉볼 세트

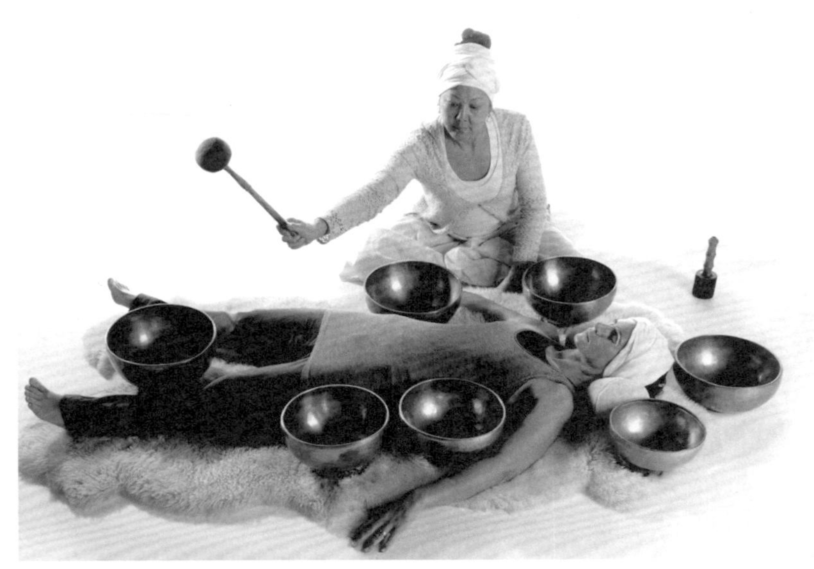

누운 자세 테라피 1

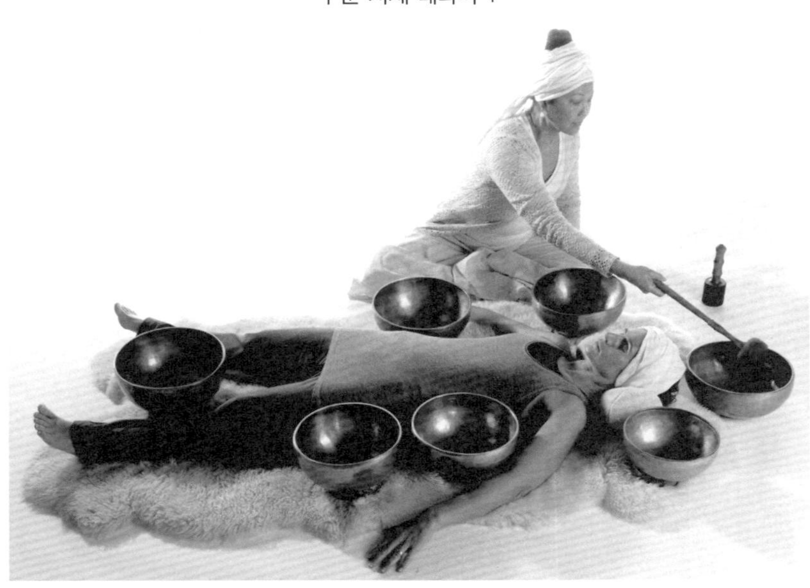

누운 자세 테라피 2

① 7개의 싱잉볼을 상응하는 차크라에 맞춰 고객 주위에 배치합니다.

② B(B), F(C), D(F), G(E), C(D), E(A)음의 싱잉볼을 순서대로 3초의 간격으로 연달아 칩니다.

③ 마사지 테이블을 사용하고 있다면 그라운딩 자세를 취하고 두 발은 바닥에 밀착시켜 양발의 무게를 균일하게 실어줍니다. 턱과 얼굴, 어깨를 이완합니다. 손을 고객의 한쪽 머리에 올리고 손가락을 귀 옆에 위치시킵니다. 첨부된 사진처럼 부드럽게 터치합니다. 소지와 약지는 귀 뒤에, 중지와 검지는 귀 위에 놓습니다. 3번의 깊은 호흡을 하며 자신을 가다듬은 후, 의식을 고객의 머리와의 접촉에 집중합니다. 고객의 내부 리듬과 연결하여 래포를 형성하세요. 이 단계는 2~3분 정도 소요될 것입니다.

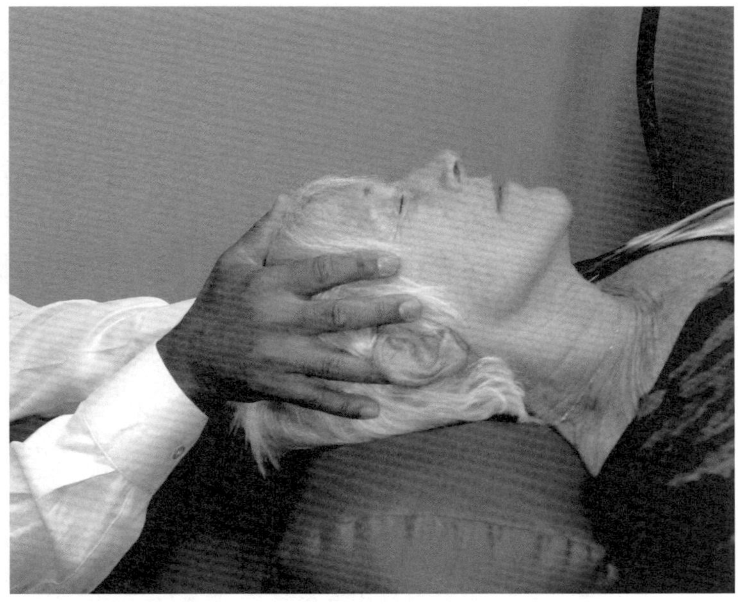

누운 자세 테라피. 3단계

④ 지름 20~30mm의 싱잉볼을 손바닥에 놓고 천으로 된 해머를 활용해 쳐줍니다. 고객에게서 7~10cm 정도 떨어진 거리로 가져간 후, 이마에서 뒤통수로 움직입니다. 이 과정은 20~30초 정도 소요됩니다. 이 과정을 2회 반복한 후, 소리가 사라질 때까지 기다립니다.

⑤ 손 위, 싱잉볼을 한 번 더 쳐줍니다. 그리고 고객에게서 7~10cm 정도 떨어진 거리로 가져간 후, 귀에서 귀로, 머리 위를 지나며 이동한 후 다시 돌아옵니다. 한쪽 귀마다 3번 머물러 주며, 총 6번을 이동하게 됩니다. 왕관 차크라 쪽 싱잉볼을 옮겨 다음 단계로 넘어갑니다.

⑥ F(C), B(B), D(F), G(E), C(D), A(G), E(A)음의 싱잉볼을 순서대로 고객 주위의 싱잉볼을 3초 간격으로 빠르게 쳐줍니다. 이 과정을 3회 반복한 후, 소리가 없어질 때까지 기다립니다.

⑦ 4, 5단계를 반복합니다.

⑧ F(C), C(D), G(E), D(F), A(G), E(A), B(B)음의 싱잉볼을 순서대로 3초 간격으로 빠르게 쳐줍니다. 이 과정을 3회 반복한 후, 소리가 없어질 때까지 기다립니다. 왕관 차크라 쪽의 싱잉볼은 다음 단계를 위해 이동합니다.

⑨ 4, 5단계를 반복해 줍니다.

⑪ 3단계를 반복하고, 몇 분간 고객의 머리를 만질 때 어떤 변화가 느껴지는지 체크합니다. 이는 세포 수준의 변화를 감지하기 위한 과정으로, 피부가 부드러워지거나 연해지는 것으로 확인할 수 있습니다. 고객의 호흡은 느려지고 깊어질 것입니다. 이는 소리 진동의 힘

에 몸이 반응하고 있음을 나타냅니다.

⑫ 8단계에서 안내된 방법으로 부드럽게 싱잉볼을 쳐줍니다.

옆으로 누운 자세 (Nirvana)

• 약 20~30분

이 테라피는 모든 차크라를 조화롭게 활성화하고 에너지체를 활성화하며 감정체와 통합될 것입니다. 이 과정은 마사지 테이블에서 진행하는 것이 더 용이할 수 있습니다. 고객은 바닥이나 마사지 테이블에 옆으로 눕도록 하며, 머릿밑에는 베개를 둡니다. 다리는 구부리고 사이에 쿠션을 끼워 고객 뒤의 전신이 손에 닿기 편안한 자리에 서도록 합니다. 바닥에서 진행한다면, 고객 뒤에서 무릎을 꿇고 싱잉볼이 손이 닿기 편하도록 B(B), E(A), A(G), D(F), G(E), C(D), E(A)음을 순서대로 배치합니다.

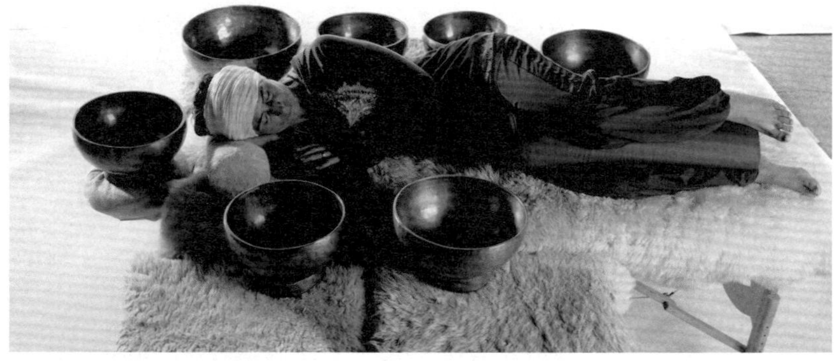

옆으로 눕는 자세 테라피, 고객의 자세

준비물

- 지름 20~30cm의 싱잉볼 (음정 상관없음)

- 천으로 싸인 큰 사이즈의 해머

- 지름 4~8cm의 가죽으로 싸인 스틱

- 다리에 끼울 쿠션과 배게

- 한 세트의 싱잉볼 (참고: 하나의 싱잉볼로도 2, 8, 10단계를 건너뛰며 진행할 수 있음)

① 7개 싱잉볼을 고객 주위로 각 차크라 자리에 맞춰 놓습니다.

② B(B), F(C), D(F), G(E), C(D), A(G), E(A) 순서로 3초 간격으로 빠르게 칩니다. 소리가 사라지면 깊은 수준의 고요한 순야타(shunyata) 상태가 만들어질 것입니다. 이때 왕관 차크라 쪽의 싱잉볼을 제거하고, 다음 단계를 준비합니다.

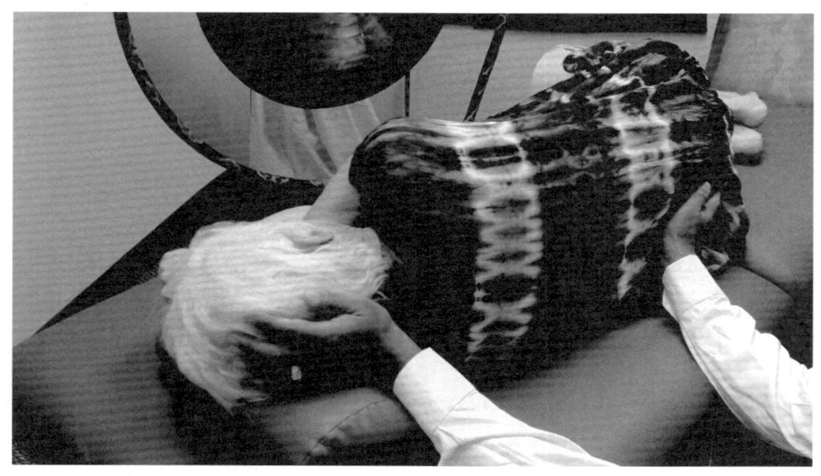

옆으로 눕는 자세 테라피(3단계), 싱잉볼 없이 손을 올려놓는 위치

③ 마사지 테이블을 사용하고 있다면 그라운딩 자세를 취하고 두 발을 바닥에 밀착시켜 양발의 무게를 균일하게 실어줍니다. 턱과 얼굴, 어깨를 이완합니다. 한 손을 고객의 한쪽 머리에 올리고 손가락을 귀 옆에 위치합니다. 다음 사진과 같이 부드럽게 터치하며, 소지와 약지는 귀 뒤에, 중지와 검지는 귀 위에 놓습니다. 3번의 깊은 호흡을 하며 자신을 가다듬은 후, 의식을 고객의 머리와의 접촉에 집중합니다. 고객의 내부 리듬과 연결하여 래포를 형성하세요. 이 단계는 2~3분 정도 소요될 것입니다.

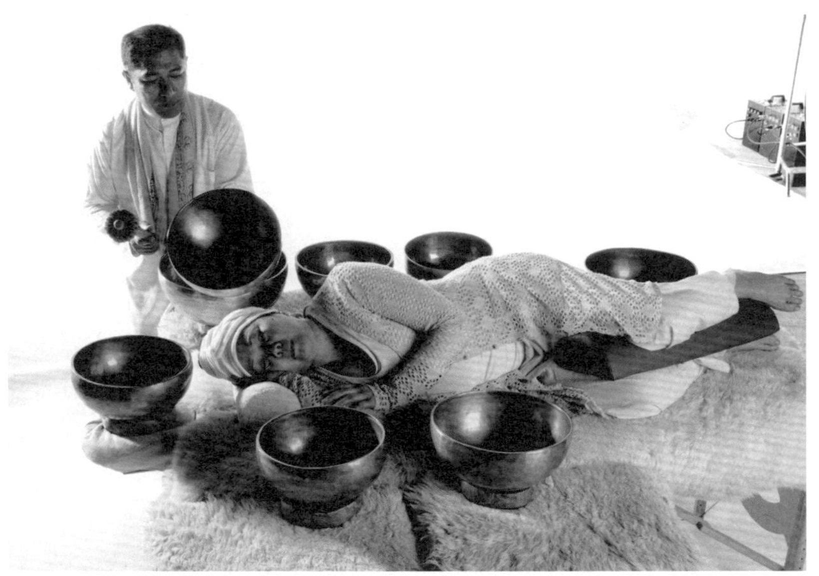

옆으로 눕는 자세 테라피(4단계)

④ 지름 20~30cm의 싱잉볼을 손바닥에 올려놓고 고객의 머리 아래 7~10cm 정도 위치에서 문지르거나 두드려 줍니다. 이후 천천히 싱잉볼을 척추 쪽으로 이동하다가 등줄기에서 멈춥니다. 이 상태에서

5초 동안 멈춥니다.

⑤ 싱잉볼을 몸의 아랫부분이 공명할 수 있도록 꼬리뼈 쪽으로 이동해 5초 동안 머물러 줍니다. 꼬리뼈 쪽으로 이동할 때 공명이 너무 약하게 느껴진다면 한 번 더 쳐도 좋습니다.

⑥ 싱잉볼을 발바닥으로 이동해 5초간 머물러 줍니다. 이때 이동하는 동안 공명이 작아진다면 싱잉볼을 한 번 더 쳐줍니다.

⑦ 마지막으로, 싱잉볼을 천천히 머리 아래쪽으로 이동합니다.

⑧ 고객 주위의 싱잉볼을 F(C), B(B), D(F), G(E), C(D), A(G), E(A) 순서로 빠르게 3초 간격으로 쳐줍니다. 소리가 사그라지는 동안 3단계를 반복한 후 왕관 차크라 쪽의 싱잉볼을 제거하고 다음 단계를 준비합니다.

⑨ 3~7단계를 반복합니다.

⑩ 고객 주위의 싱잉볼을 F(C), B(B), D(F), G(E), C(D), A(G), E(A) 순서로 빠르게 3초 간격으로 쳐줍니다. 소리가 사그라지는 동안 3단계를 반복한 후 왕관 차크라 쪽의 싱잉볼을 제거하고 다음 단계를 준비합니다.

⑪ 3~7단계를 반복합니다.

⑫ 3단계를 반복하고, 몇 분간 고객의 머리를 만질 때 어떤 변화가 느껴지는지 체크합니다. 이는 세포 수준의 변화를 감지하기 위한 과정으로, 피부가 부드러워지거나 연해지는 것으로 확인할 수 있습니다. 고객의 호흡은 느려지고 깊어질 것입니다. 이는 소리 진동의 힘에 몸이 반응하고 있음을 나타냅니다.

⑬ 8단계 과정을 부드럽게 진행하며 마무리합니다. 추가로, 20~30분

동안 고객이 반대쪽으로 돌아누워 진행할 수도 있습니다.

머리, 척추와 발 힐링하기

• 약 10~15분

이 방법은 스트레스를 완화하고 척추, 머리, 어깨의 긴장을 해소하는 데 있어 고도의 힐링 테크닉으로 알려져 있으며 불면증, 편두통, 근육 긴장에도 효과적입니다.

이 테라피에는 4개의 큰 싱잉볼과 고객이 앉을 의자가 필요합니다. 힐러가 네 번째 싱잉볼을 치는 동안, 첫 번째 싱잉볼은 고객이 앉을 의자의 위에 놓고, 두 번째 싱잉볼에는 고객의 발이 들어가도록 합니다. 세 번째 싱잉볼은 머리에 거꾸로 쓰게 합니다. 전체 순서를 10~15분 동안 3회 반복합니다. 하지만 자신의 직관에 따라 전체 순서를 반복하거나 공간을 힐링하는 데 시간을 더 사용하여도 됩니다.

준비물

- 고객의 체형에 맞는 지름 35~40cm 원형 의자 (앉았을 때 허벅지가 바닥과 평행하면 이상적)
- 의자 위 싱잉볼 높이를 조절하기 위한 지름 15cm 쿠션 1~2개 (필요시 추가 사용)
- 고객 머리 위에 올라갈 지름 10cm 정도의 싱잉볼 쿠션 또는 미끄럼 방지 패드
- 천으로 싸인 큰 해머

- 의자 위에 올라갈 지름 36cm 정도의 싱잉볼
- 고객의 발을 넣을 지름 41cm 정도의 싱잉볼
- 고객 머리 위와 머리 주변에서 진동을 전달할 지름 22~ 30cm 싱잉볼 2개

① 15cm의 동그란 쿠션을 1~2개 이용해 의자 위에 올리고, 그 위에 싱잉볼을 뒤집어 놓습니다. 의자의 높이는 고객의 무릎까지가 적당하며, 앉았을 때 허벅지가 바닥과 평행 되면 좋습니다.

② 이 과정은 고객이 의자에 잘 앉는 것이 굉장히 중요합니다. 고객의 발을 싱잉볼 안에 넣게 한 후, 의자 위에 놓아둔 싱잉볼 위에 몸무게를 충분히 실어 앉도록 합니다. 의자 위에 올려진 싱잉볼의 중심이 맞지 않거나 한쪽으로 쏠리게 되면 진동이 제대로 전달되지 않으니 주의하며, 고객에게 다시 의자를 조정해야 할 필요가 있는지 물어봅니다. 조정을 다 했다면 조심스레 고객을 앉히고 다시 확인합니다. 그 후 나머지 발을 싱잉볼로 옮기도록 합니다.

③ 고객에게 가슴을 펴고 앉아 두 손은 편안히 무릎에 놓으라고 안내합니다. 허리는 수직으로 세우는 것이 좋습니다. 머리에 쿠션과 싱잉볼이 올라갈 것임을 알려주고, 고객의 머리 위에 10cm의 싱잉볼 쿠션을 올린 후, 싱잉볼을 뒤집어 쿠션 위에 올립니다. 균형이 잘 맞고 편안한지 반드시 확인해야 하며, 고객에게 눈을 감아 달라고 요청하며 테라피 내내 숨을 깊고 길게 쉬도록 말해줍니다.

④ 고객의 왼쪽이나 오른쪽에서 지름 22~30cm의 싱잉볼에 가까이 서는 것이 테라피를 진행하기에 용이합니다.

⑤ 주로 사용하지 않는 손의 손가락 1~2개로 고객 머리의 싱잉볼을

고정합니다. 그다음, 다음 사진을 참고하며 머리 위의 싱잉볼의 아래쪽을 천 해머로 부드럽게 칩니다. 진동이 사라질 때까지 20초를 기다린 후, 반대쪽에서 한 번 더 칩니다. 그 후 다음 단계로 넘어갑니다.

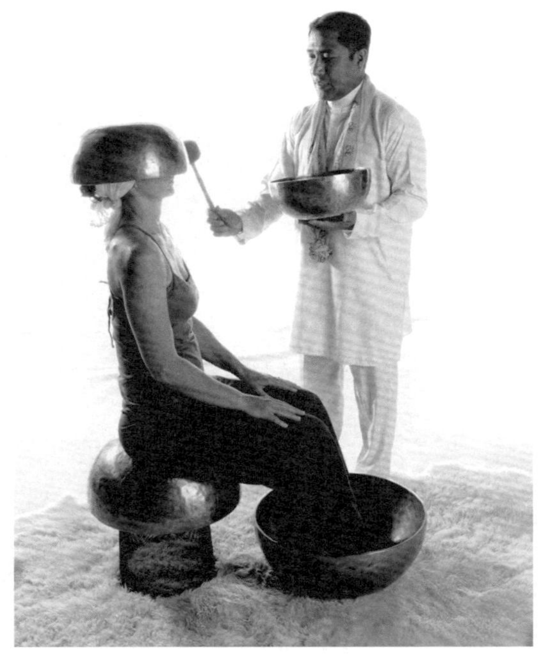

옆머리, 척추와 발 힐링하기 (5단계)

⑥ 여분의 큰 천 해머를 이용해 의자 위의 싱잉볼을 빠르게 3번 쳐주며 깊은 진동이 일어나게 합니다. 싱잉볼의 가장자리 끝부분을 쳐야 하며, 고객의 다리가 맞지 않도록 주의합니다. 그 후 다음 단계로 넘어갑니다.

⑦ 6단계에서 사용한 해머를 다시 이용해 발 쪽의 싱잉볼을 빠른 속

도로 3번 쳐준 후, 싱잉볼의 진동이 사라질 때까지 기다립니다.

⑧ 5단계를 반복합니다.

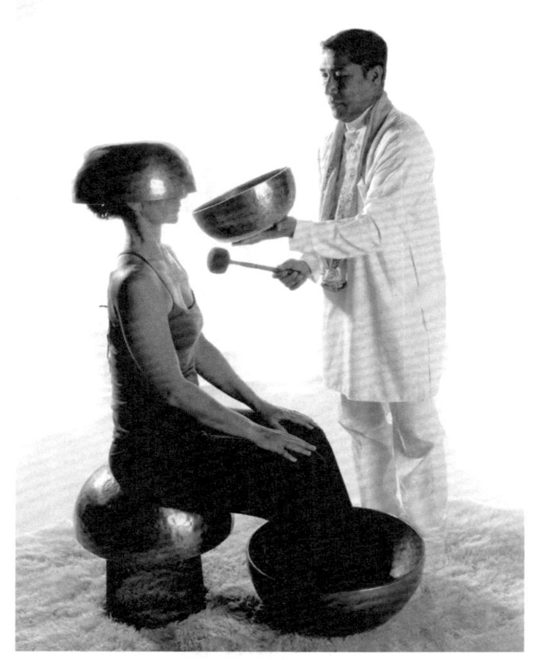

옆머리, 척추와 발 힐링하기 (9단계)

⑨ 바닥에 놓여 있는 지름 22~30cm 의 싱잉볼을 들어, 주로 사용하지 않는 손의 손바닥에 올려놓습니다. 주먹이나 스틱으로 싱잉볼을 친 후, 목 차크라로 이동합니다. 진동이 남아 있을 때 아래쪽 가슴 차크라로 이동한 후, 천천히 천골 차크라 쪽으로 이동합니다. 싱잉볼을 한 번 더 치고 몇 초 동안 멈춘 후, 천천히 머리 쪽 싱잉볼의 바로 아래쪽으로 이동시킵니다. 이렇게 하면 두 싱잉볼이

공명현상을 일으켜 고객의 머리 주변에 안정감을 만들어낼 것입니다. 반드시 두 싱잉볼이 닿지 않도록 주의해야 하며, 만약 닿는다면 큰 쇳소리가 일어나 힐링을 방해하게 될 것입니다. 진동이 사라질 때까지 기다린 후, 손에 있던 싱잉볼을 내려놓습니다.

⑩ 5~7단계를 반복합니다.

⑪ 바로 내려놓았던 싱잉볼을 다시 들어 주로 사용하지 않는 손의 손바닥에 올립니다. 주먹이나 해머를 이용해 친 후, 등 쪽의 목 차크라부터 꼬리뼈까지 척추 라인을 따라 움직입니다. 꼬리뼈에서 다시 싱잉볼을 한 번 쳐주고, 천천히 뒤통수까지 올라옵니다. 이때 머리 위 싱잉볼의 테두리 근처까지 올라가도록 합니다. 9단계에서처럼 서로 부딪치지 않도록 겹치게 한 후, 2초 동안 기다립니다. 왼쪽 귀 근처에서 싱잉볼을 움직인 후, 오른쪽 귀에도 같은 작업을 합니다. 이 과정은 소리가 완전히 사라질 때까지 진행합니다.

⑫ 5~7단계를 반복합니다. 진동이 사라질 때까지 기다린 후, 천천히 머리 쪽 싱잉볼을 제거합니다. 다음으로 고객에게 싱잉볼에서 발을 뺀다고 알린 후, 한 발을 내려놓고 편히 일어날 수 있도록 돕습니다. 그 후 발 쪽 싱잉볼을 치워 줍니다.

띵샤로 힐링하기

이어(ear) 테라피

• 약 3~5분

이 방법은 성인뿐만 아니라 아동의 청각 장애 치료에도 활용되는 테라피입니다. 띵샤나 작은 싱잉볼을 사용하여 테라피를 진행할 수 있습니다.

고객 위치

고객에게 의자에 앉거나 명상 자세로 다리를 꼬고 바닥에 앉도록 요청합니다.

띵샤 고르기

지름이 약 7cm 정도의 띵샤는 힐링에 가장 일반적으로 사용됩니다. 경쾌하고 청명한 음과 긴 공명이 이어지는 것을 선택하는 것이 좋습니다.

띵샤 치기

띵샤를 치기 전, 귀는 매우 섬세한 부위임을 기억해 주세요. 테라피 시작 시, 고객의 머리에서 약 60cm 정도 떨어진 위치에서 띵샤를 칩니다. 띵샤의 울림이 시작되면, 빠르게 고객의 귀에서 5~7cm 정도 떨어진 위치로 가져가 5초 정도 그 자리에서 진동을 유지합니다. 그 후,

다시 천천히 처음 울렸던 자리로 돌아갑니다. 이 과정을 3~5분 정도 반복하여 진행합니다.

　만약 띵샤 대신 싱잉볼을 사용하게 된다면, 띵샤와 동일한 방법으로 진행할 수 있습니다. 싱잉볼을 칠 때는 가죽 스틱이나 천 해머를 이용해 주세요.

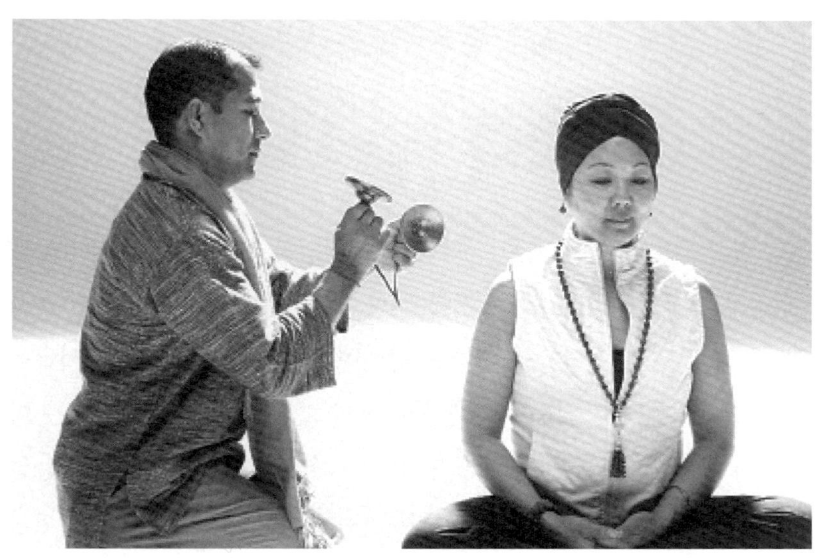

이어 테라피에 띵샤 사용하기

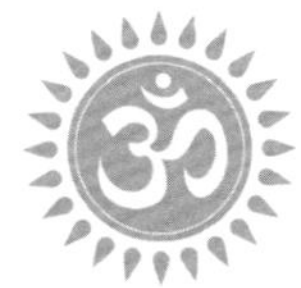

싱잉볼과 수정 사용하기

수정의 힐링 능력은 매우 강력합니다. 싱잉볼 안에 수정을 올려놓을 때는, 싱잉볼 안에 미끄럼 방지를 위한 부드러운 재질의 작은 천 조각을 두고 그 위에 수정을 올려놓는 방법이 좋습니다. 만약 부엌 서랍을 고정하기 위해 사용되는 유연한 플라스틱 소재나 실리콘으로 만든 받침대가 있다면, 이를 활용해도 좋습니다. 싱잉볼 안에 수정을 사용할 때는 수정이 쓰러질 가능성을 줄이기 위해 다음 사진보다 큰 수정을 선택하는 것이 이상적입니다.

수정에는 그의 색상과 맞는 각각의 차크라와 연관되어 있습니다. 다음의 차트는 당신이 수정을 이용한 차크라 힐링을 할 때의, 필요한 수정을 고르는 것에 도움이 될 것입니다.

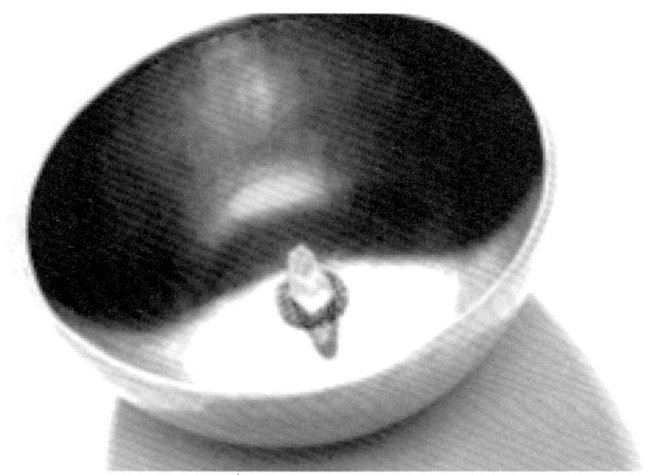

싱잉볼 안에 수정 사용하기

[차크라와 수정]

차크라	색	수정
1st	빨강	루비, 가넷, 자스퍼
2nd	오렌지	블러드스톤, 오렌지 칼사이트, 카넬리안
3rd	노랑, 연노랑	엠버, 시트린, 말라카이트
4th	녹색, 분홍	장미수정, 아게이트, 에메랄드, 옥, 아벤츄린, 다이옵타스
5th	파랑	문스톤, 아쿠아마린, 사파이어, 터키석, 키아나이트
6th	남색	다이아몬드, 소달라이트, 라피스 라줄리, 연수정, 엔젤라이트
7th	보라색	자수정, 애머트린, 어파필라이트, 프레나이트

뿌자(Puja) - 번영을 위한 의식

뿌자(Puja)는 인간관계에서부터 재정, 풍수, 부정적 에너지 제거, 그리고 현실 창조를 위한 염원에 이르기까지, 삶의 여러 부분을 풍요롭게 해주는 중요한 의식입니다. 또한, 다른 이들의 안녕과 사업, 개인적인 삶이 잘 풀리기를 기원하는 기도이기도 합니다. 당신은 돌아가신 조상과 사랑하는 이들의 영혼이 평안하기를 신에게 기원하며 추모할 수 있습니다.

그럼 뿌자를 어떻게 진행하냐고요? 우선, 샤워나 목욕을 통해 몸을 깨끗이 정화하는 것이 중요합니다. 옷은 정갈하게 입고, 벨트나 신발, 지갑과 같은 가죽 제품은 피하는 것이 좋습니다. 이는 감각이 있는 존재들에게 고통을 주지 않으려는 전통에서 비롯된 것입니다. 가장 좋은 방법은 맨발로 있는 것이며, 경우에 따라 양말을 신는 것은 허용될 수도 있습니다.

많은 도구와 요소들이 당신의 개인적인 뿌자에 포함될 수 있으며,

이러한 것들은 당신의 성스러운 제단이 있는 방에 놓이게 될 것입니다. 그중에서도 물은 가장 중요한 요소입니다. 다음은 당신이 필요로할 것들입니다.

- 작은 물그릇
- 선조들의 모습, 구루, 신성, 가이드 등의 사진이 있는 제단
- 종(Bell), 공(Gong) 혹은 싱잉볼
- 인센스, 인센스 홀더, 성냥
- 꽃들이 담긴 항아리
- 작은 스푼
- 제사 과일

먼저, 씻고 옷을 갈아입은 후, 물그릇을 잡고 물을 가득 채웁니다. 이때 매우 성스러운 의도를 가지고 물그릇을 잡고 있어야 합니다. 이 물은 깨끗하고 신성한 기운으로 축복받은 물로 사용될 것입니다. 물그릇을 여러분의 성단에 가져가서 당신의 영적 스승들로부터 신선한 물로써 선물 받기를 염원하며, 조각상이나 사진 앞에 몇 숟가락을 신상에 뿌려줍니다.

그다음, 인센스를 켜고, 연기가 나기 시작하면 그 연기를 시계방향으로 돌리며 당신의 스승에게 바칩니다. 다른 쪽 손에서는 종(Bell)이나 공(Gong) 혹은 싱잉볼을 울립니다. 종소리는 집안의 부정적 에너지를 제거하고, 당신을 현재 순간에 집중하게 해줄 것입니다. 이때 만트라를 외우거나, 정신을 집중해 실현되기를 원하는 영혼의 바람에 집

중해 봅니다. 자, 이제 인센스를 홀더에 꽂습니다.

물 의식의 효과는 매우 중요합니다. 만약 당신의 방에 특별히 부정적인 에너지가 느껴진다면, 이 방을 정화하기를 원할 수도 있습니다. 이때는 성수에 꽃을 담가 몇 방울씩 방 안에 흩뿌리며 정화할 수 있습니다. 물을 흩뿌릴 때는 모든 부정적인 에너지는 없어질 것입니다. 한 달, 한 분기, 반년 혹은 일 년에 한 번씩 이러한 정화를 시행하는 것이 좋습니다.

성수는 성스러운 것이기 때문에 남은 물은 정화한 날의 낮과 밤 동안 제단에 두어야 합니다. 다음 날 아침, 새 물을 받기 전에 사용하지 않은 물은 식물에 쏟아부어도 됩니다.

집에 거주하는 가족 중 한 사람은 가족들이 이 번영 의식을 통해 좋은 것을 누리기 위해 뿌자를 진행하는 동안 지켜봐야 합니다.

다른 치유 방법으로 싱잉볼 사용하기

일부 마사지 치료사들은 마사지 전에 싱잉볼의 소리를 들려주는 것이 고객의 긴장을 푸는 데 도움이 된다는 것을 발견했습니다. 이와 마찬가지로 몇몇 한의사와 카이로프랙터들도 치료 효과를 높이기 위해 싱잉볼 힐링을 그들의 치료 과정 중, 일부 포함하여 사용하고 있습니다. Labyrinths of Colorado(미국의 미로 제품 제작 회사)의 그레지 스토로주크(Greg Storozuk)는 싱잉볼을 미로 활동에서 다음과 같이 사용하기도 합니다.

미로 체험의 효과를 극대화하기 위해, 미로를 체험할 사람에게 어울리는 차크라 음을 가진 싱잉볼을 배치하고 매 차례 미로에 들어서기 전, 출발지와 각각의 미로를 떠나는 도착지에 도보자가 이 싱잉볼을 치고 지나가게 하는 것입니다. 또 다른 방법으로는 싱잉볼을 지킴이를 배치해, 미로의 높은 곳이나 측면에서 적절한 차크라 음계의 싱잉볼을 쳐 주거나, 도보자 주변에서 C(D), E(A), G(E) 음계를 순차적으로 울려 경쾌한 소리의 파동을 만들어 주는 방법이 있습니다.

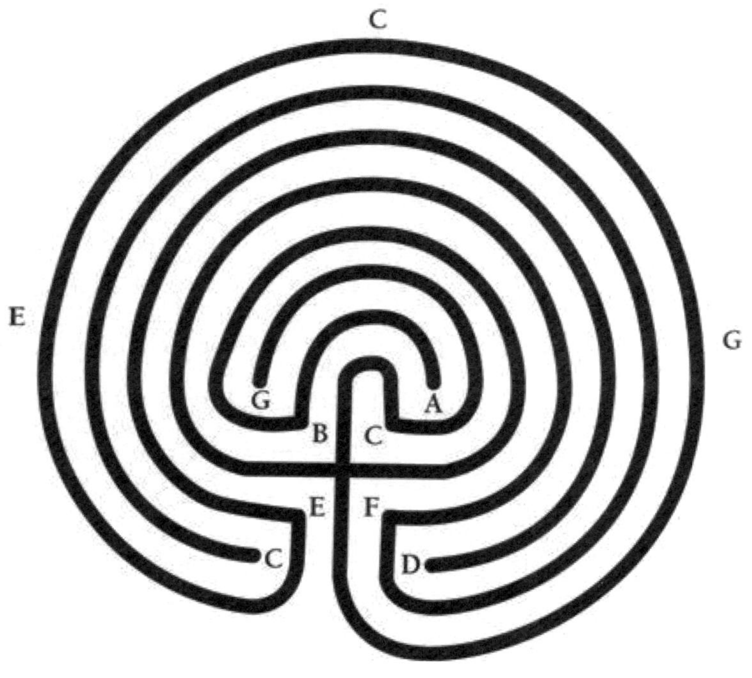

미로의 싱잉볼의 위치

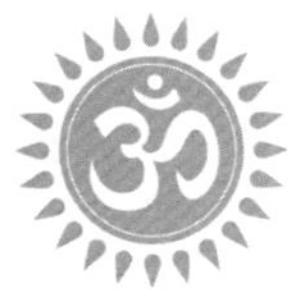

감사의 말

    내 삶 속에는 많은 영적 스승이 존재했습니다. — 때로는 몇 시간, 며칠을 함께 하기도 했으며, 때때로는 내가 그들을 필요로 하는 만큼 매시간 찾아가기도 했습니다. 특히 제가 정말 존경하는 분들은 샤먼틱 드럼과 공(gong)들, 싱잉볼들로 하는 음과 진동 치유 기술을 생생하게 보존하고 있는 분입니다. 싱잉볼을 치유의 목적으로 사용하는 것은 네팔에서도 점점 사라져 가고 있기 때문입니다.

    제가 두 거대 문화의 일부로 태어난다는 것은 저에게는 엄청난 축복이었습니다. 저는 크잔다바리(Kjandabari)라고 하는 네팔의 어느 작은 동네에서 태어났습니다. 불교와 힌두교가 우리 동네의 큰 두 개의 문화였죠. 걸어갈 수 있는 거리의 주변 마을들도 마찬가지였고요. 저는 모든 힐러, 라마승, 수도승, 전문가, 구루, 비쥬와스(bijuwas), 무당, 작트리(jakri), 그리고 아유르베딕 약사들 모두에게 감사를 표하고 싶습니다. 특히 제가 그간 만났던 다음 은사들께 특히 감사를 전하고 싶습니다.

키마탕카(Kimathanka:티베트 국경 바로 근교)의 위대한 마스터 도르제 팅고(Dorje Thingo) 스승님은 아유르베딕의 지혜를 지닌 약사로 알려져 있습니다. 그는 라마 대승이자 마인드 컨트롤(의지력)의 대가로 알려져 있습니다. 그는 소리는 중재자일 뿐이고 우리의 의도를 통해 긍정적인 치유 에너지를 이끌어내야 한다고 제게 의도의 힘을 사용하는 방법에 대해 가르쳐 주셨습니다.

나마체(Namachhe: Solu Khumbu의 Namache Bazar이 아님)의 라마승이신 제젠(Jejen) 스승님도 소리와 진동 치유가이자, 만트라 주문의 대가이십니다. 제젠의 힐링 세레모니에서는 만트라를 외우고, 히말라야산 야생 허브(세이지)를 피우며, 그의 몸을 흔들면서 치유가 필요한 신체 부위에 바람을 붑니다.

샴탕(Chamtang)에 사는 동네 친구 우망 보티야의 삼촌 낭그 리타 라마승에게 감사를 전하고 싶습니다. 그는 힐링을 위하여 심벌(띵샤)을 사용합니다.

베딕 차크라 체계와 히말라야 차크라 시스템의 차이점을 가르쳐 주신 키쇼 마하라지(H.H. Acharya Shree 108 Tahal Kishor Maharaj)에게도 감사의 말을 전하고 싶습니다.

저를 미국으로 보내준 저의 형제자매인 나라얀 쉬레스타와 스레자나 쉬레스타에게도 감사의 말을 전하고 싶습니다.

저와 소리와 진동 치유를 함께하고 있는 동료들은 내 삶을 바꿔 주었습니다. 저는 그 친구들에게도 감사의 말을 전합니다.

저의 영적인 자매 신띠아 쿠닝함과 돈나 왕에게도 감사의 말을 전하고 싶습니다. 그들은 이 책의 자료들을 구하는 데 말 못할 도움을 주었습니다.

책의 서문을 써주신 엔드류 프리여 박사님께도 감사의 말을 전합니다.

코니 쇼와 함께 편집을 맡아주신 지나 마틴즈, 돈나 왕, 카트리안 쿠닝함과 사진의 모델이 되어주신 나탄 토마즈스키, 사진 작업을 도와주신 카를과 데비 임스테프, 웬디 시마, 그리고 포토샵 작업을 도와주신 레지 왓손 모두에게 감사를 표합니다.

마지막으로, 나의 삶의 한 부분인 나의 아내인 루비 쉬레스타와 나의 딸 사리나 쉬레스타에게 감사의 말을 전합니다.

| 저자 소개 |

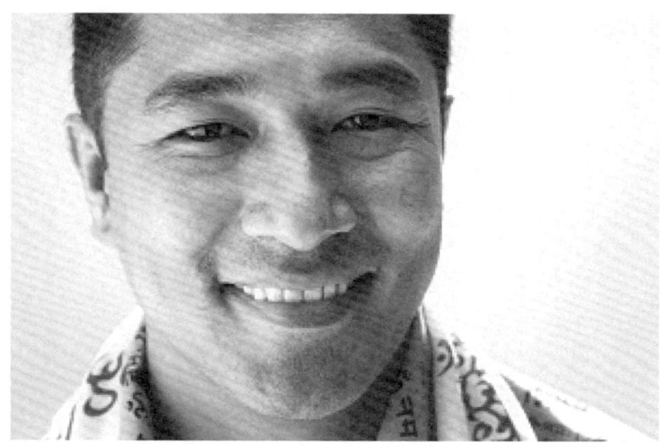

슈렌 쉬레스타는 에버레스트산의 남동부 쪽 45마일 정도 떨어진 네팔에서 태어났습니다. 그가 자라난 마을의 사람들은 약초꾼이나, 수도승, 샤먼의 드럼, 징(gong), 만트라를 사용하는 약사들에 의해서 치유 받아 왔습니다. 그는 청소년기에 미국으로 오며 조금 늦게 대학에 입학해 도시공학 전공으로 학위를 받았습니다. 미국에서 대체의학에 관심을 가지게 되며 그는 다시 네팔로 돌아와 소리와 진동을 이용하는 고대 치유 기술들을 배우며 치유를 필요로 하는 사람들을 위해 워크샵을 열며, 싱잉볼을 사용해 미국 전역의 환자들을 치료했습니다. 그는 고향의 고아들을 위한 아마(Aama) 고아 학교를 건축하기 위해 의술을 가르치며 기금을 모았습니다. 학교 건립을 위해 이 책의 판매 수익금을 전액 기부했습니다. 이후 콜로라도 국경 지역에서 그는 자신의 아내와 딸과 함께 살고 있습니다.

| 싱잉볼 힐링 교육 코스 |

젠테라피 네츄럴 힐링센터에서는 전문 싱잉볼 힐러 양성을 위한 다양한 전문 프로그램을 교육하고 있으며 관련된 명상, 힐링 워크샵을 진행하고 있습니다. 더 자세한 정보를 원하시는 분은 아래의 사이트에 방문해 주시길 바랍니다.

www.zentherapy.co.kr

히말라야 **전통의 치유법** 다양한 힐링 테크닉이 추가된 개정판

싱잉볼 힐링

제1판 제1쇄 발행 2013년 7월 20일
제2판 제1쇄 발행 2015년 11월 29일(개정판)
제3판 제1쇄 발행 2025년 5월 15일(개정판)
지은이 | 슈렌 쉬레스타
옮긴이 | 천시아
펴낸이 | 천시아
펴낸곳 | 젠북
디자인 | 삼원기획
출판등록 | 2013년 4월 17일 제2013-000003호
주소 | 서울 강남구 영동대로75길 9 수암빌딩 2층
전화 | 02-722-8420
이메일 | zenbooks@naver.com
ISBN   979-11-950729-4-1 (13510)

이 도서의 국립중앙도서관 출판시도서목록(CIP)은 서지정보유통지원시스템 홈페이지(http://seoji.nl.go.kr)와 국가자료공동목록시스템(http://www.nl.go.kr/kolisnet)에서 이용하실 수 있습니다. (CIP제어번호: CIP2013011293)